tao.de

Für alle Burnies und die,

die es nicht werden wollen…

Andrea Nixdorf

Burnout als Wegweiser

Wellnesstempel oder Klapsmühle...

1. Auflage (2016)

Autor: Andrea Nixdorf

Umschlaggestaltung, Illustration: tao.de

Umschlagfoto: freies Bildmaterial, Pixabay

Lektorat, Korrektorat: Sinntext Literaturagentur, Ina Kleinod

Printed in Germany

Verlag: tao.de in J. Kamphausen Mediengruppe GmbH, Bielefeld, www.tao.de, eMail: info@tao.de

Bibliografische Information der Deutschen Nationalbibliothek :Die Deutsche Nationalbibliothek verzeichnet diese Publikation in der Deutschen Nationalbibliografie; detaillierte bibliografische Daten sind im Internet über http://dnb.de abrufbar.

ISBN Hardcover: 978-3-96051-189-2

ISBN Paperback: 978-3-96051-188-5

ISBN e-Book: 978-3-96051-190-8

Inhalt

Prolog – oder wie ich zu der Erkenntnis kam, ein Burnie zu sein …

Das Wort „Burnie“ gehört seit der Reha zu meinem Wortschatz. Intern war es dort die Bezeichnung für die durch Burn-out erkrankten Menschen. Mir gefiel das Wort direkt beim ersten Hören, in meinen Ohren klang es witzig und sogar ein wenig liebevoll. Zu diesen „Burnies“ zählte ich während meines Aufenthaltes in der Klinik – fast ein ganzes Jahr nach meinem persönlichen „Nichts-geht-mehr-Modus“. Ich gebe zu, dass ich einige Wochen brauchte, um mir diese Krankheit einzugestehen. Aus heutiger Sicht finde ich die Bezeichnung „Aufschrei meiner Seele“ viel passender.

Meine Seele schrie damals im lange ersehnten Skiurlaub auf. Gerade in dem Urlaub, auf den ich wochenlang verbissen hingearbeitet hatte. Ständige Übernahmen von Aufgabenbereichen kranker Kollegen im Büro, zusätzlich zu meinem eigenen Arbeitsaufkommen, hatten mir den letzten Nerv längst geraubt. Ich fühlte mich, ehrlich gesagt, schon seit einigen Jahren in der Firma häufig überfordert, das „Abschalten“ nach der Arbeit fiel mir immer schwerer. Zusätzlich stresste mich sogar meine Freizeit, die immer reichlich mit Terminen ausgefüllt war. Sie reichte mir nicht mehr aus. Ich dachte, ich müsste mir mehr Ausgleich gönnen, und verstand selbst nicht, warum das plötzlich nicht mehr funktionierte. Selbst mein geliebtes Hobby, das Reiten, wurde mir zur Last. Durch äußere Einflüsse war zu diesem Zeitpunkt keine Erholung mehr möglich, das weiß ich heute. Von Woche zu Woche fühlte ich mich ausgelaugter, ich hielt nur noch durch mit der Aussicht auf die kommenden Wochenenden und den besagten Urlaub. Und in diesem Urlaub, als ich endlich mal wieder richtig zur Ruhe kommen wollte, brach ich dann zusammen! Selbst noch auf der Hinreise zum Urlaubsort war ich gedanklich in der Firma. Ich war am Vormittag nicht so gut mit den abschließenden Aufgaben fertiggeworden, wie ich es mit gewünscht hatte. Trotzdem musste ich pünktlich Feierabend machen, denn wir hatten unsere Abfahrt fest für den Nachmittag eingeplant. So versuchte ich schließlich, unterwegs telefonisch noch einiges zu regeln für die Zeit, in der ich nicht in der Firma sein würde. Mein Mann fuhr das Auto, ich war Beifahrer. Kinder hatten wir nicht, im Grunde hatte ich mich nur um mich zu kümmern. Aber genau damit war ich schon völlig überfordert.

Ich kann mich noch gut daran erinnern, diese schreckliche innere Unruhe wahrzunehmen, die mich während der Autofahrt überkam. Und daran, dass ich mich gar nicht auf den Urlaub freuen konnte, und auch, wie sehr mich das erschreckte. Mir war „mal wieder" zum Heulen zumute, ohne dass es einen mir verständlichen Grund dafür gab. Ich wollte meinen Mann, der sich auf die Reise sehr gefreut hatte, jedoch nicht belasten und konnte meine Tränen zu diesem Zeitpunkt noch gut vor ihm verbergen. Meine Gefühle zu unterdrücken, war allerdings erst recht ein großer Schritt in das Burn-out hinein, doch das wusste ich damals nicht. Das innere Versteckspielen war ein idealer Nährboden für Depressionen, erst heute ist mir das klar. Aber als ich an diesem ersten Urlaubstag im Auto neben meinem Mann saß, fühlte ich mich einfach nur scheiße.

Am Zielort angekommen, waren wir zunächst mit befreundeten Paaren verabredet. Es war eine Qual für mich, alles war mir zu viel. Ich hatte zu nichts Lust, hätte mich am liebsten vergraben und versuchte dabei ständig, mich zusammenzureißen. Nichts konnte mir Freude bereiten. Alles war furchtbar anstrengend: Skifahren, Unterhaltungen zu führen und sogar das Essen war mir lästig. Schließlich gab auch mein Körper auf: Ich hatte keinen Hunger und meine Verdauung funktionierte nicht mehr. Sogar meine Haut boykottierte den Versuch, mich irgendwie zu erholen. Ich konnte die komischen Flecken, Schuppen und Unreinheiten mit Make-up kaum noch in den Griff bekommen. Mühsam schleppte ich mich durch die Woche und war entschlossen, mir anschließend noch eine zusätzliche Auszeit zu gönnen. Wieder zu Hause, erzählte ich meinem Hausarzt von meinen sonderbaren „Störungen“ und von dem Wunsch, noch eine Woche ausruhen zu können. Er gestattete mir ohne weitere Erklärungen die doppelte Zeit – zwei Wochen Krankenschein auf einen Schlag! Ich fühlte mich sehr erleichtert und gleichzeitig fragte ich mich, ob das wirklich nötig war.

Tja, und was soll ich sagen? Je länger ich zu Hause war und je mehr ich zur Ruhe kam, desto schlimmer wurde mein Zustand. Meine innere Unruhe wurde so heftig, dass ich vor lauter Herzrasen nicht mehr einschlafen konnte. Ich war ständig niedergeschlagen und vor allem kaum in der Lage, unter Menschen zu gehen. Wenn ich doch einmal einkaufen ging oder in unser Dorf musste, hoffte ich ernsthaft, bloß niemanden zu treffen. Meinem Mann und meinen Freunden fiel es schwer, mit meinem ungewohnten Verhalten umzugehen. Jeder kannte mich eigentlich als gesellig und stets guter Dinge. Zu diesem Zeitpunkt konnte ich mich jedoch nicht mehr verstellen, um dieses Bild aufrechtzuerhalten oder es anderen recht zu machen. Wahrscheinlich hatte ich das schon viel zu lange getan und viel zu wenig auf mich selbst gehört. Aber auch das war mir als Ursache nicht in den Sinn gekommen. Ich suchte verschiedene Ärzte auf, wenigstens war organisch alles in Ordnung. Meine Sorge, einen Herzinfarkt zu bekommen, durfte ich also über Bord werfen. Auch in meinem Kopf schien alles hervorragend geregelt zu sein, das sagten jedenfalls die Messungen der Gehirnströme aus. Nur mit der Psyche schien etwas nicht zu stimmen, daher verschrieb mir der Nervenarzt – was auch sonst? – ein Antidepressivum. Es kam, wie es kommen musste: Dadurch fühlte ich mich noch müder und schlapper, obwohl ich zumindest nachts wieder besser schlafen konnte.

Dann begab ich mich in eine Psychotherapie, die für mich jedoch kaum hilfreich war. Ich versuchte das eine oder dachte das andere, bewegte mich in diese und jene Richtung, und so verging die Zeit, bis schließlich aus diesen zwei Wochen Auszeit ein ganzes Jahr wurde. Den krönenden Abschluss bildete eine sogenannte Reha, von der ich in diesem Buch erzählen möchte. Schon einige Monate vorher begann ich, mir Gedanken um das Burn-out-Geschehen zu machen: Ich begann, systematisch den Sinn darin zu erforschen. Über ein Anti-Stress-Seminar bekam ich neue Kontakte und dadurch Zugang zu neuen Denkweisen und Ansichten. Ich verschlang in der Folge mehrere Bücher, begann zu meditieren und besuchte ständig Seminare zur Persönlichkeitsentwicklung. So stieß ich letztlich auf nichts Geringeres als die eigentliche Lehre des Lebens: meine Innenwelt. Sie zog mich mehr und mehr in ihren Bann und je mehr ich mich selbst verstand, desto besser ging es mir. Die Tabletten, das Antidepressivum, setzte ich bereits schon vor der Reha ab. Nach der Reha ließ ich mich in der Firma wieder eingliedern und während dieser Zeit fasste ich den Entschluss, zu kündigen, nachdem ich dort 20 Jahre gearbeitet hatte. Der Job erfüllte mich absolut nicht, im Grunde hatte er es nie getan. Das war eine große Einsicht und auf meine Entscheidung war und bin ich immer noch sehr stolz ... Heute arbeite ich selbstständig als Therapeutin und begleite selbst solche Menschen, deren Seelen – wie es meine getan hatte – nach innerem Ausgleich schreien.

Ich wünsche viel Spaß beim Lesen meines Reha-Tagebuches, denn auch in harten Zeiten ist der Humor ein bewährtes Heilmittel.

Ab in den Süden!

Meine Reha wurde im zweiten Anlauf endlich genehmigt! Welch eine Freude! Ich hatte gar nicht gewusst, dass es so kompliziert sein konnte, eine solche Erlaubnis zum Gesundwerden zu bekommen. Die Klinik lag in Süddeutschland und der Ort sollte perfekt sein, um sich zu erholen. Die Landschaft wäre ebenso super – bestätigten mir auf jeden Fall alle, denen ich davon erzählte. Ich fragte mich insgeheim, woher jeder(!) das so absolut wissen konnte, und tat es zunächst damit ab, dass es wohl zur Allgemeinbildung gehörte ... Bis zu diesem Zeitpunkt kannte ich jedenfalls den Ort und die Umgebung noch nicht, aber daran arbeitete ich ja gerade. Und laut Prospekt bot das Kurhaus so einige Annehmlichkeiten für Burn-out-Kandidaten wie mich. So fühlte ich eine freudige Erwartung auf eine Postkartengegend und hoffte inständig auf eine wohltuende Auszeit.

Als der große Tag endlich kam, entschied ich mich dafür, mit meiner „Wolke" zu fahren. So hatte ich mein neues Auto getauft, mit dem ich gefühlt so fuhr, als schwebte ich auf Wolken. Es sollte eine gute Entscheidung sein, obwohl ich kurz schwächelte, als ich die günstigen Bahnverbindungen studierte: zeitlich kürzer, entspannter. Aber dann hätte ich ja meine Gitarre nicht mitnehmen können, weil jedem Patienten nur zwei Gepäckstücke mitzunehmen erlaubt war. Und da ich die Absicht hatte, während der Kur meine wahren musikalischen Talente zu entdecken, musste das Teil mit!

Vor Ort traute ich mich die ersten Tage nicht, das Instrument aus dem Auto zu holen, weil die anderen Patienten aus dem Speisesaal und der Eingangshalle unentwegt auf die Eingangstür starrten, um alles zu beobachten. Natürlich passierte dort nicht viel, weshalb eine blonde Irre mit Gitarrentasche bestimmt schnell für Gesprächsstoff und Komplikationen gesorgt hätte. Aber jetzt der Reihe nach:

Wellnesstempel oder Klapsmühle?

Früh um sechs Uhr fuhr ich mit der „Wolke" los in Richtung Süden. Unterwegs paffte ich meine letzten zwei Kippen, weil ich ausdrücklich als Nichtraucher dort ankommen wollte. Neben der Entscheidung, mit dem Auto zu fahren, sollte sich auch diese gewagte Idee als richtig erweisen, denn sowohl in diesem „Gefängnis" als auch auf dem kompletten Gelände und in dem über 500 Meter sich hinstreckenden Sicherheitsabstand herrschte ein absolutes Rauchverbot. Die Türen wurden um 22 Uhr abends abgeschlossen! Das konnte also stressig werden; da würde ich voraussichtlich mit der Nichtraucherlösung besser klarkommen.

Der zweite Schock ließ nicht lange auf sich warten: Kein Internet, keine Handy-Verbindungen in Klinik-Nähe. Ich war stolz, mit einer gewissen Raffinesse überhaupt eine SMS senden zu können, auch wenn ich dabei fast vom Stuhl gefallen wäre. Wenn ich das Mobiltelefon fünf Zentimeter unter die Zimmerdecke hielt, bekam ich einen Netzbalken. Angeblich ginge es mit D1 besser, aber das würden die auch noch gekappt kriegen, da waren wir uns ganz sicher. Wir – das waren meine Tischgenossen und ich, als wir uns beim Abendbrot, zu dem es auch wirklich nur Abendbrot gab, unser Leid klagten. Bademantel & Co hatten wir umsonst mitgeschleppt. Nahm ja auch nicht wirklich viel Platz im Koffer weg – in Verbindung mit Saunatüchern. Ha. Ha. Leider waren die Prospekte nicht aktuell gewesen, man hatte einfach welche von einer anderen Klinik genommen, die implizierten, es gäbe ein Schwimmbad. Auch der Traum von Massagen zerplatzte schnell. Noch nie gehört. Natürlich auch weder Fango noch Tango. Meine Tischnachbarn versuchten bald schon vergeblich, eine Lokalität zu finden. Sie gaben noch mitten auf dem Weg auf aus Angst, sich im dunklen Wald zu verirren. Wie begossene Pudel kamen sie zurück, um nach einer Runde „Mau-Mau" brav aufs Zimmer zu gehen. Im Übrigen: Die einzige Möglichkeit, später noch eine zu rauchen, führte heimlich über die Feuerleiter, wenn jemand nur mutig oder süchtig genug wäre ...

Die Ungemütlichkeit des Speisesaals war nicht zu toppen, jede Kantine, die ich kannte, hatte mehr Flair. Weißes, grelles Neonlicht flutete den Raum, sodass ich nicht genau wusste, ob ich nicht eventuell doch bei der Stasi zum Verhör saß. Schon nach kurzer Zeit brannten meine Augen von dieser Helligkeit; ob das so eine Art Fernseh-Ersatz sein sollte? Diese bösartigen Geräte waren hier nämlich auch absolut verboten. Und um es rundzumachen: Es war eine hellseherische Leistung von mir, auf dem Hinweg noch bei „Burger King“ angehalten zu haben, sonst wäre ich jetzt verhungert: Da stand nur noch so eine dicke, schleimige Suppe, die ich um nichts in der Welt runterbekommen hätte. Dabei hatte ich mich so auf leckeres und gesundes Essen gefreut. Ich muss schon sagen: Es waren ziemlich viele Enttäuschungen an diesem ersten Tag. Das hatte wohl merkwürdige Auswirkungen auf alle, denn auch die anderen Patienten verhielten sich komisch: Jeder war nur mit sich selbst beschäftigt. Lag das vielleicht daran, dass wir ja alle Psychos waren? Sonst wären wir ja nicht hier, oder?

Spätabends klopfte es dann an meine Zimmertür, ich wollte es gerne überhören, aber das funktionierte nicht. Eine ziemlich kaputt wirkende Schwester überreichte mir den Urinbecher, den ich zwei Tage später(!) benötigen würde – nun denn ... Die erste Nacht war die Hölle, um ein Uhr nachts war ich plötzlich nach zwei Albträumen hellwach. In dem einen hatte mein Mann mich mit einem guten Freund im Bett erwischt, in dem anderen hatte ich ein Date mit meiner verstorbenen ersten großen Liebe. Es konnte daran liegen, dass mein Tischnachbar am Abend zuvor eine gewisse Ähnlichkeit mit meinem ersten Freund gehabt hatte. In Gedanken nannte ich ihn schon Frank, obwohl er Ralf hieß ...

Peinlich, peinlich, peinlich ...

Als der Wecker morgens schellte, fühlte ich mich ziemlich gerädert. Ich versuchte zwar, aus dem Esel ein Rennpferd zu machen, aber es konnte mir nur misslingen. Ich machte mich auf den Weg in den Speisesaal – oder besser: Verhörsaal –, denn ich hatte mich ja mit meinen Leidensgenossen zum Frühstück verabredet. Ich sah sie auch schon dasitzen, wollte gerade die automatische Glastür passieren, da gab es einen lauten Knall: Meine Stirn prallte mit voller Wucht gegen die Glastür, was keinem der Gäste entging. Auch so kann man Berühmtheit erlangen. Ich wusste nicht, ob ich lachen oder heulen sollte, entschied mich dann für beides und torkelte zu meinem Tisch. Boah, kam ich mir doof vor! Alle hatten es gesehen. Eine besorgte Frau nahm mich ungefragt an die Hand und brachte mich zur Sani-Station, wo die Schwestern dann zusätzlich einen Arzt riefen, weil die Beule sekundenschnell wuchs. Ich hatte ein richtig schönes Horn mitten auf der Stirn. Leider hatte der Schock wohl irgendwas in mir ausgelöst: Ich saß auf dem Stuhl und flennte wie blöd. Obwohl ich eigentlich lachen musste, weil diese Aktion absolut typisch für mich war. Es war mir auch nicht zum ersten Mal passiert, nur gab es sonst nicht so viel Publikum. Vor Jahren war ich auf einer Messe mal gegen einen Spiegel gerannt und hatte mich dabei so erschrocken, dass ich mich noch bei der Person – also meinem Spiegelbild – entschuldigt hatte. Ohne Worte, oder? ... Auf jeden Fall wurde ich nun angewiesen, mich mit Kühl-Pads am Kopf erst mal aufs Bett zu legen. Da ich aber Hunger hatte und meine Jacke noch in der Kantine hing, ging ich schnurstracks zum Ort des Geschehens zurück und wurde mit jeder Menge Mitleid empfangen. Man tröstete mich damit, dass dies auch schon anderen Patienten passiert wäre und sogar mit kaputter Brille und blutender Nase geendet hätte. Vielleicht gab es ja hier doch mehrere Leute von meiner Sorte? ... Nach dem Frühstück kühlte ich die Beule dann nach Anweisung der Stationsschwester, um sie anschließend mit reichlich Make-up und Puder zu verstecken. Dies gestaltete sich schwierig, denn trotz der Kühlung war das Horn ziemlich auffällig geblieben. Es passte wunderbar zu den verheulten roten Augen und dem Riesenpickel am Kinn, der am Anreisetag unbedingt mitgewollt hatte. Irgendwann beschloss ich, mich auf den Weg zur Hauptstraße zu machen mit der Hoffnung auf Netzempfang für mein Handy. Vielleicht würde es mir besser gehen, wenn ich meinen Lieben daheim erst mal mein Leid klagen konnte? Volltreffer! Meine Mama war kurz davor, mitzuheulen, und meine Freundin plante direkt, einen Fluchtwagen zu organisieren, um mich aus dem „Gefängnis“ zu entführen. Ich fühlte mich verstanden ...

Beim Mittagessen ließ ich mich von meinen Tischnachbarn dazu überreden, am Nachmittag an dem gemeinsamen Ausflug in die nächstgrößere Stadt mit einer Führung teilzunehmen: So viele Irre in der Großstadt unterwegs! Wir beschlossen, draußen anstatt „Klinik“ lieber „Hotel“ zu sagen, nicht dass wir noch mehr auffielen, was wir sowieso schon taten: vor Albernheit. Es wurde wider Erwarten richtig lustig, was aber zum größten Teil an dem schwarzen Humor meiner neuen Reha-Freunde lag. Ich hatte an diesem Nachmittag zwei Lachanfälle, heftig wie schon lange nicht mehr. Da heulte ich dann schon wieder, diesmal in Verbindung mit Bauchkrämpfen vor Lachen. Zum einen ging es darum, dass wir am nächsten Morgen Urin abgeben sollten. Wir verglichen unsere Anleitungen zur Abgabe des Mittelstrahls, es wurde genauestens beschrieben, wie man diese Prozedur inklusive korrekter Reinigung des Entnahmeorganes durchzuführen hatte. Wir amüsierten uns köstlich darüber. Man stelle sich die Frage, wie wir ohne diese Anleitung den berühmten „MSU“ (Mittelstrahl-Urin) überhaupt in den Becher bekommen hätten – nun ja. Der zweite Grund: Wir stellten uns vor, um die Wahnsinnspreise für die Waschmaschine zu sparen, direkt mit den Klamotten unter die Dusche zu gehen. Wir würden uns dann vor die Heizung setzen oder aber die Stoffschichten einzeln trocken föhnen. Wir spekulierten, das käme die Klinik im Endeffekt teurer zu stehen. Es wäre nur schwer zu erklären, wenn plötzlich eine Schwester vor der Tür stände und mitkriegte, dass wir in feuchten Sachen herumsaßen. Schließlich wollte ja keiner riskieren, doch noch in Einzelhaft oder eine Zwangsjacke gesteckt zu werden, nur wegen der triefenden Shirts und Jeans ...

Eigentlich waren wir noch voller Hoffnung, dass es nur bei den vier genehmigten Wochen bleiben würde. Dafür würde die mitgebrachte Kleidung in zwei Gepäckstücken nämlich ausreichen. Leider hörten wir bald schon das hässliche Gerücht, dass kaum jemand diesen Schuppen des Grauens ohne Verlängerung verlassen dürfte. An unserem Vierertisch hatte nur Ralf auf einen Schlag sechs Wochen bekommen. Da Tanja mit ihrem mir kaum verständlichen fränkischen Dialekt immer „Rolf“ sagte, war Ralf fix umgetauft. Er selbst freundete sich schnell mit dem neuen Namen an, hörte nun brav auf „Rolf“. Ich selbst hatte schon immer ein sonderbares Talent, Menschen umzubenennen. In meinem Freundeskreis nenne ich kaum jemanden bei seinem eigentlichen Namen. Und jeder Namenswechsel hat seine Geschichte. Aber zurück zu Rolf: Dieser erinnerte mich wirklich stark an meinen durch Alkoholismus verstobenen Exfreund – meine erste große Liebe. Also: Rolf hatte sechs Wochen. Hans, der Harley-Fan, Tanja und ich hatten nur vier Wochen. Das sollte unserer Meinung nach auch dicke ausreichen. Tanja hörte auf den Spitznamen „Diva", da hatte ich jedoch meine Finger nicht im Spiel. Aber passend war dieser schon, denn manchmal erinnerte sie an eine Diva und auch das Anmalen ihrer Lippen in der Farbe Pink war ihr sehr wichtig.

An diesem Abend gab es so einiges Getuschel im Speisesaal: Die Autos auf dem dunklen Klinikparkplatz seien nicht sicher. Ein „Bulli" voller unheimlich wirkender Männer würde dort regelmäßig gesehen und die führten sicher nichts Gutes im Schilde. Aus Sorge um meine „Wolke" machte ich mich sofort auf den Weg, um sie in sicherere Gefilde zu bringen. Ich fand einen prima Parkplatz unter einer Laterne, der gehörte zwar zu einem Schwimmbad, aber wenn ich jeden Tag die heruntergefallenen Blätter entfernen würde, fiele es bestimmt nicht auf, dass es die weiße „Wolke" einer Klinik-Insassin war. Ich war damit zufrieden und dann dachte ich spontan, dies wäre auch eine günstige Gelegenheit, meine Gitarre heimlich in die Klinik zu schleusen. Es war stockduster, auf dem Hinweg zum Auto war mir nicht eine einzige Person begegnet. Ich packte mir die Gitarre auf den Rücken und marschierte zurück in mein neues Zuhause: Natürlich! Der Eingangsbereich war plötzlich voller Menschen, typisch! Im Handumdrehen wusste nun auch jeder, dass das blonde Einhorn heimlich Gitarre spielen lernen wollte. Mir war es total peinlich. Außerdem rempelte ich ungeschickt und nervös sogar einige Herumstehende mit dem Gitarrenhals an, weil ich so schnell und unauffällig wie möglich durch die Menschentraube hindurchwollte. Tja, und wieder einmal guckten mich alle an …

Reflexion: *Ich lächle, während ich dies alles lese. Ich kann mich noch sehr gut an diese Gefühle erinnern, es ist ja nicht einmal drei Jahre her. Und bis dahin haben sie mich mein Leben lang begleitet. Die Scham war eines meiner größten Themen, für jeden Scheiß habe ich einen roten Kopf bekommen. Um Himmels willen nicht Auffallen, so lautete meine Devise. Ich erinnere mich an eine Geschichte aus meiner Kindheit: Meine Mutter brachte mich für eine kurze Zeit – ich schätze, es war ungefähr eine Stunde, aber für mich gefühlt, waren es Jahre – in einen Kinderhort, dort konnte man die Kinder während des Einkaufs lassen. Als sie mich wieder abholte, sagte die Betreuerin ganz mitfühlend zu ihr, wie leid es ihr täte, dass „Ihre Kleine einen schiefen Kopf hat.“ – „Oh nein“, sagte meine Mutter daraufhin, „das hat sie nicht. Sie schämt sich nur so.“*

Wenn meine Mutter beispielsweise mit mir Bus fuhr und mich jemand anschaute, fing ich sofort an zu heulen. Und dieses Schämen machte es mir oft sehr schwer im Alltag. Aus meiner Schulzeit tauchen zahlreich grausame Szenen dazu auf. Das Gefühl der Scham zog sich wie ein Faden durch mein Leben: Später, im Berufsleben, war es unter anderem ein Albtraum für mich, wenn ich vor anderen Leuten sprechen musste. Vorstellungsrunden bei Seminaren waren der Horror für mich. Selbst in meiner Ausbildung zur Therapeutin war diese Sollbruchstelle noch von großer Bedeutung, denn auch dort fiel mir die erste Vorstellungsrunde noch richtig schwer. Nach und nach gelang es mir jedoch, meine Scham zu lösen, indem ich sie verstehen lernte und somit auch von Herzen annehmen konnte. Und dadurch konnte sie sich wandeln: Heute ist mir nichts mehr peinlich, mir fällt momentan jedenfalls nichts ein. Und auch die Angst vor dem Auffallen ist nicht mehr vorhanden. Ich kann mich nicht daran erinnern, jemals wieder einen roten Kopf bekommen zu haben. Und wenn doch, dann nur vor lauter Lachen. Es ist auch möglich, dass ich es nicht mehr als unangenehm werte, sondern als eine Natürlichkeit, die zu mir gehört und auftauchen darf, wenn ich vielleicht mal etwas aufgeregt bin. DANKE

Zeitfresser „Multitasking“

Alle Neuankömmlinge wurden zur gleichen Zeit mit dem Pipi-Becher zur Schwesternstation zur Blutabnahme beordert. Zu diesem Zeitpunkt wusste ich gar nicht, dass es so viele Neue gab. Aber der schöne Plastikbecher hat sie alle entlarvt, obwohl manche ihn mit Klopapier elegant tarnen wollten, als wäre er, darin eingewickelt, nicht mehr zu erkennen. Blöde Idee. Die anderen Neuen waren ihrerseits sehr überrascht, dass meine Tisch-Gang und ich auch Neulinge waren. Durch unser Gekicher hatten wir wohl eher den Eindruck alter Reha-Hasen vermittelt. Nun war alles raus. So weit, so gut. Nach dem Frühstück saßen wir dann alle gemeinsam in unserem ersten Vortrag über die Entstehung des Burn-outs. Tja, wir saßen eben alle im selben Boot. Das wussten wir spätestens jetzt.

In der ersten Woche hatten wir noch jede Menge Freizeit zum Eingewöhnen, die richtigen Reha-Pläne bekamen wir erst in der zweiten Woche. Als mir das klar wurde, wollte ich auf eigene Faust die Gegend erkunden, und zwar zu Fuß. Da ich einiges an Telefonaten nachzuholen hatte, lief ich quatschend durch die schöne Gegend, bis ich mir plötzlich nicht mehr sicher war, ob ich noch auf dem richtigen Weg war. Ich lief und lief und mir wurde allmählich ein wenig mulmig, weil ich wirklich nur Wald sah, egal in welche Richtung ich mich drehte. Als mir ein spazierendes Paar mit Hund entgegenkam, fragte ich unvorsichtigerweise nach dem Weg zur Klinik, doch damit hatte ich mich per se geoutet – ein grober Fehler. Ich fühlte mich augenblicklich unwohl, denn das Paar schien Angst vor mir zu haben. Sie meinten womöglich, ich fände meine eigene Irrenanstalt nicht wieder. Als der Hund mich ansabberte und gestreichelt werden wollte, zogen sie ihn energisch von mir weg. Ich musste mir eingestehen, dass es ein sehr verunsicherndes Gefühl war, wie eine „Irre" behandelt zu werden. Trotzdem waren diese Herrschaften so gütig, mir mit der Hand grob die Richtung meines derzeitigen Wohnortes zu zeigen. 15 Minuten später war ich wieder in Sicherheit: unter meinesgleichen.

Für den Nachmittag stand ein EKG beim Lieblingsdoktor der meisten Patienten auf dem Plan, er hieß Matthew – ein toller Mann mit wahnsinnig großen Kompetenzen. Leider fand ich den Raum nicht gleich, da eine falsche Zimmernummer auf meinem Zettel stand. Da ich das Schild mit dieser Nummer im ganzen Haus nicht finden konnte, ging ich den ganzen Weg wieder zurück, um im Schwesternzimmer nachzufragen. Freundlich wurde mir der Weg erklärt, was aber nichts daran änderte, dass ich circa 15 Minuten zu spät kam und dann vergeblich darauf wartete, dass mich jemand in Empfang nahm. Als sich keine Tür öffnete, nahm ich erneut den langen Weg ins Schwesternzimmer, wo man mir riet, einfach anzuklopfen und reinzugehen. Auf diese Idee war ich leider nicht selbst gekommen, da ich es nur so kannte, dass man vor einem Arztzimmer wartet, bis man hereingerufen wird. Egal, ich lief also den Weg noch einmal und versuchte die Tür zu öffnen, die natürlich verschlossen war. Lange Rede, kurzer Sinn: Ich kontaktierte zum dritten Mal die Pflegeschwestern. Diesmal riefen sie den Doktor an, der sich in einer Besprechung befand. Aber nach weiteren 30 Minuten war er dann ganz für mich da, und ich bekam sogar noch eine Extra-Behandlung. Aufgrund eines komischen Glucksens in der Bauchgegend machte er eine Ultraschall-Untersuchung, wie ich sie noch nicht erlebt hatte: Er untersuchte sogar die Geräusche. Dann schenkte er mir eine perfekte Erklärung für die akustische Auffälligkeit, mit einer Engelsruhe und viel Geduld. Ein toller Arzt! Da wartet man doch gerne. Schließlich wusste ich danach, dass ich eine 14 Millimeter breite Aorta hatte, von der die Geräusche herkamen, die ich vorher, in meinem hektischen Leben, noch nie bemerkt hatte.

Nach dem Abendbrot ging ich mit einigen der neuen Patienten zu Fuß in ein nahe gelegenes Weinlokal. Der Weg dorthin führte durch einen rabenschwarzen Wald, in dem wir ohne Rolfs Taschenlampen wahrscheinlich nichts gesehen hätten. Als wir dort ankamen, stellten wir fest, dass es überhaupt die einzige Lokalität in der Nähe war und dass sie in zwei Tagen schließen würde. Also nutzen wir die Gelegenheit. Ich hatte mir zwar eigentlich fest vorgenommen, an solchen Events nicht teilzunehmen, aber einmal ist keinmal, oder? Ich wollte vor allem eine richtige Pause vom Alkohol machen und versagte direkt an diesem Abend. In einer Weinstube muss man schließlich auch Wein trinken. Nach zwei Rosè-Schorlen war mein Hirn zudem so schwach, dass ich Tanja fragen musste, ob sie mich von ihrer Zigarette ziehen ließe. Ich schwaches Geschöpf! Aber ich war zum ersten Mal in der Fremde und ich konnte danach – seit Langem – mal wieder richtig gut schlafen.

Reflexion: *Das Rauchen war seit meiner Teenagerzeit eines meiner besonderen Themen. Damals wollte ich rauchen, um cool zu sein, um dazuzugehören. Mit der Kippe in der Hand wirkte man schon erwachsen und auch alle coolen Typen rauchten damals. So wollte ich auch sein. Später kam das Suchtgefühl dazu, natürlich. Noch später das Gefühl, ohne Zigarette nicht mehr entspannen zu können. Jedoch kam zu den meisten Zigaretten obendrein* *das schlechte Gewissen hinzu. Bekanntlich ist Rauchen ungesund, belästigend, stinkend und teuer. Das steht mittlerweile sogar auf den Packungen, damit es niemand vergisst. Oft hatte ich mir vorgenommen, mit dem Rauchen aufzuhören, und mich dann schlecht gefühlt, wenn ich es mal wieder nicht geschafft, quasi versagt hatte, weil mein Wille zu schwach war. Egal, wie ich es anstellte: Spätestens dann, wenn ich in Stress geriet, musste ich rauchen. Und Stress hatte ich mir in meinem alten Leben mit Bravour jede Menge erschaffen, ich war sozusagen eine wahre Stress-Künstlerin. Als ich im Alter von 27 Jahren Gebärmutterkrebs bekam, hörte ich auf zu rauchen – aus Angst. Das hielt sogar eine ganze Zeit an, bis ich wieder gesund war. Aus einer Partylaune heraus fing ich dann irgendwann wieder damit an und nannte mich dann „Gelegenheitsraucher". Es war ein Hin und ein Her. Heute sehe ich mich als „Genussraucher": Ich rauche bewusst, ohne ein schlechtes Gewissen zu haben. Und ich weiß: Ich kann auch die Entscheidung treffen, es zu lassen.*

Zu der Story, mich im Wald verirrt zu haben, weil ich das Handy am Ohr hatte, möchte ich Folgendes sagen: Ich war früher immer sehr stolz auf meine Multitasking-Fähigkeit! Ich kochte Essen, bügelte nebenbei und telefonierte zusätzlich noch. Und ich fand das toll, so vieles auf einmal erledigen zu können. Auch darüber kann ich heute nur noch schmun-

zeln, weil ich inzwischen verstehe, dass ich damals so gut wie nie wirklich im Hier und Jetzt war und niemals völlig präsent bei dem, was ich jeweils gerade tat. Egal, was ich machte, mit meinen Gedanken befand ich mich entweder in der Vergangenheit oder aber in der Zukunft, sehr selten aber wirklich in dem Augenblick, der gerade geschah. In meinem damaligen Beruf – ich war kaufmännisch in einem Industrieunternehmen tätig – dachte ich so gut wie täglich während der Arbeitszeit bereits an die Planung meiner Zeit nach Feierabend. Diese verbrachte ich dann beispielsweise am Reitstall, wobei ich, auf dem Pferd sitzend, in Gedanken schon wieder beim Einkauf für das Abendessen war. Mein Motto: Möglichst viel schaffen und dann vielleicht noch etwas Zeit für mich ergattern! Ob dies dann wirklich Zeit für mich war, stelle ich heute arg infrage, meistens handelte es sich um eine Stunde abends vor dem Fernseher. Aber auch nur dann, wenn es rundherum ordentlich aussah. Gab es meiner Meinung nach noch etwas zu tun, musste dies zuerst erledigt werden, bevor ich mich entspannen durfte und konnte.

Auch mein Ehemann hatte sehr darunter zu leiden, er war das krasse Gegenteil von mir: Ordnung war ihm völlig unwichtig und auch in absolutem Chaos konnte er herrlich entspannen. Aber diese Zusammenhänge hatte ich damals noch nicht kapiert. Seine Art ärgerte mich einfach nur und regte mich auf. Heute weiß ich, dass genau das seine Aufgabe war, und ich empfinde Dankbarkeit dafür. Ohne ihn hätte ich wahrscheinlich noch ein paar Jahre mehr gebraucht, bevor ich an meine Grenzen gestoßen und somit an dieses sogenannte Burn-out gekommen wäre.

Mein jetziges Lebensmotto lautet: Ich habe alle Zeit der Welt. Und genauso zeigt sich mir mein Leben. Ich kann mich nicht erinnern, in den letzten Jahren auch nur den geringsten Zeitdruck gespürt zu haben, er erscheint mir fast wie ein Fremdwort. Ich trage noch nicht einmal mehr eine Uhr, die brauche ich nicht mehr. Trotzdem erscheine ich stets pünktlich zu Terminen, Hetze ist mir völlig fremd geworden. Alles, was ich tue, mache ich mit Bewusstheit und bin zu 100 Prozent bei der Sache – und somit bei mir. Natürlich gibt es auch Momente, in denen ich mich erwische, in denen es nicht so ist und ich in Gedanken gerade einen Schritt weiter oder ganz woanders bin. Aber dies wird mir schnell bewusst und dadurch hole ich mich rasch wieder zurück in die Gegenwart. Denn die wahre Lebensfreude ist nur im Hier und Jetzt zu erfahren. Und ich habe das Gefühl, dass die Zeit viel langsamer vergeht: Früher hatte ich das Gefühl, die Jahre rasten an mir vorbei, jedes laufende Jahr ginge noch schneller vorbei als das vorangegangene. Und schon wieder war Silvester. Heute finde ich es faszinierend, wie lang ein Tag sein kann. Manchmal weiß ich nachmittags kaum noch, was morgens alles war, und das liegt nicht daran, dass ich Alzheimer bekomme. Im Gegenteil: Jeder Tag steckt voller Geschenke, die entdeckt werden möchten, auch in für mich unwichtigen Dingen – solchen, von denen mein Kopf sagt, sie seien nebensächlich. Alles, was ich tue, ist gleich wichtig. DANKE

Unter Gleichgesinnten

Da schau her! In unserem kahlen Kantinen-Verhörsaal befanden sich wie von Zauberhand plötzlich Plastikblumen. Wir fühlten uns wie im Urlaub unter Palmen. Na ja, das war wohl leicht übertrieben, aber letztlich war die Atmosphäre durch die kleine Deko schon ein wenig angenehmer. Die Akustik konnten die – unerklärlicherweise bereits verstaubten – Plastikblätter leider nicht positiv beeinflussen: Wir waren immer noch gezwungen, unser jeweiliges Gegenüber quasi anzubrüllen, wenn dieser das Gesagte beim dritten Versuch noch immer nicht verstanden hatte. Das ganze laute Reden hörte sich nicht gerade nach circa 40 abgebrannten Personen, sondern eher nach einem überfüllten Stadion an. Ich hätte nicht gedacht, dass fehlende Gardinen so viel ausmachen könnten.

Auf unseren Tagesplänen fanden wir Neuen unseren nächsten Vortrags-Pflichttermin; direkt nach dem Frühstück ging es los. Die Chefärztin persönlich stellte sich uns vor, wirkte sehr kompetent, aber gleichzeitig auch ein wenig verwirrt. Ein Hosenbein ihres edlen Hosenanzugs steckte im Stiefel, das andere hing draußen. Das Oberteil war nicht korrekt geknöpft – so was fällt ins Auge. Dafür schmiss sie mit Fachbegriffen nur so um sich. Ich kam mir vor wie in einem Medizin-Studium, jedoch gab es interessante Passagen, in denen ich die Auswirkung von Stress auf meinen Körper richtig gut nachvollziehen konnte. Wahnsinn, was in diesem höchst komplizierten Körper so alles vor sich ging, bevor er so richtig aus dem Gleichgewicht geriet! Wir bekamen sogar Hausaufgaben von Frau Doktor mit auf den Weg, sodass ich mich stark in meine Schulzeit zurückversetzt fühlte – nur mit größerem Interesse als früher.

Ich saß neben einer Frau, die sich bisher sehr zurückhaltend verhalten hatte und auch alleine am Tisch aß. Wir fragten sie, ob sie sich beim Essen zu uns setzen wollte, doch sie verneinte. Während des Vortrages stellte sie sich mir nun aber plötzlich selbst vor und fragte, ob wir uns nicht duzen wollten, da wir bestimmt nun des Öfteren miteinander zu tun hätten. Wie süß! Ich hätte mich heimlich beömmeln können, da sich ohnehin alle Patienten duzten, quasi waren wir ja alle unter Gleichgesinnten; und ich hatte sie bereits vorher schon geduzt. Nun begriff ich aber, dass es wohl für sie anders gewesen sein mochte, und ich willigte ein in ihren Vorschlag: Anke freute sich.

Unverhofft stand ebenso plötzlich der Umzug in ein neues Zimmer auf dem Programm. Ich freute mich darauf, endlich alles auspacken zu dürfen, vielleicht könnte ich mich dann ein wenig wohler fühlen. Es lohnte sich ja nicht, für drei Tage die Koffer auszupacken. Das Übergangszimmer hatte einem kleinen Chaos geglichen und das war schwierig für mich, da ich im Grunde nur in der Ordnung wirklich zu Hause sein konnte. Ich benötigte drei Gänge, um alles eine Etage hinaufzuschleppen. Gründlich kontrollierte ich, ob ich auch nichts vergessen hatte, und zwar so gründlich, dass ich den Schlüssel noch zweimal an der Rezeption holen musste, um doch noch etwas Vergessenes zu finden. Einmal vermisste ich meine mitgebrachte Dreier-Steckdose, auf die ich sehr stolz war – der gute, sehr nützliche Tipp eines Freundes, der solch eine Reha ein paar Wochen vor mir gemacht hatte und gar nicht mehr nach Hause wollte, was mir zu diesem Zeitpunkt absolut unverständlich erschien. Das andere war mein Waschpröppel: so ein kleines, rundes Plastikteil mit Noppen, welches ich an die Fliesen heftete und das sich so wunderbar tarnen konnte. Das ist auch der Grund, weswegen ich diese Teile bei jeder Reise vergesse und mir dann ein komplett neues Waschgel mit dazugehörigem Pröppel kaufen muss. In diesem Fall musste ich nur noch mal den Schlüssel für das alte Zimmer holen. Ich war im Übrigen nicht die Einzige, die nicht sofort ihre dauerhafte Bleibe bekam. Fast die komplette zweite Station musste umziehen. Den Sinn dieser Aktion habe ich bis heute nicht begriffen und auch die anderen Umzügler konnten es sich nicht verständlich erklären. Zumal die neuen Zimmer absolut identisch waren, nur eine Etage höher lagen. Der auffälligste Unterschied bestand darin, dass der Fußboden oben grün war statt beige. Aber der Geruch war gleich. Ich hegte die Hoffnung, nun, da ich ein paar Meter höher wohnte, eventuell auch im Sitzen SMS verschicken zu können; bei klarem Wetter hat es sogar einmal funktioniert – super Fortschritt!

Dann entdeckte ich, wer meine Nachbarin war: die konservative Anke! Ich hoffte nur, dass sie schräge Gitarrenklänge mögen würde, denn die Zimmer waren absolut hellhörig, sodass wir das schnell herausfinden würden. Ich erinnerte mich daran, dass unsere Katze stets das Weite gesucht hatte, wenn ich daheim geübt hatte. Aber ich pflegte den Wunsch, mein ganz tief sitzendes Talent zu entdecken und auch mal einen Ton zu treffen. Dafür hatte ich sogar meine Fingernägel geopfert. Und jetzt, dachte ich, wäre ja genügend Zeit dafür.

Der nächste Termin betraf eine Einführung in das Terrain-Training. Endlich konnte ich mich mal in die Sportkleidung werfen. Ich freute mich auf den Sport, viel anderes gab es hier ja leider nicht zu tun. Doch leider war auch dieser Termin eine Enttäuschung: Die Sport-Therapeutin ging einmal mit uns zusammen um die Klinik – ich hatte also noch nicht einmal die Chance, warm zu werden, geschweige denn den Pulsschlag zu erhöhen. Sie erzählte uns anschließend, dass wir in Gruppen eingeteilt würden: einerseits langsame und andererseits flottere Wanderer oder auch Jogger. So behielt ich eine gute Hoffnung für die nächste Wanderstunde.

Beim Abendbrot stellte ich erfreut fest, dass man die gefährliche Automatik-Glastür entfernt hatte. Der Durchgang zum Speisesaal war jetzt riesig und auch für Schussel leicht passierbar. Der Grund dafür war jedoch nicht mein Aufprall und mein Stirn-Horn, sondern nur ein Defekt in der Elektrik; der schöne Zustand würde also nicht von Dauer sein. Außerdem fiel mir auf, dass der Fettfleck meiner Stirn immer noch an der nun offen stehenden Glastür klebte. Ich würde also weiterhin Obacht geben und mit offenen Augen durchs Leben gehen müssen.

Reflexion: *Wahrscheinlich war es auch die Aufgabe dieser Glastür, mich ins Hier und Jetzt zu rufen … DANKE*

Pillen schlucken und kichern

Außer einem allgemeinen Vortrag um 14 Uhr stand nichts auf meinem Plan. Außerdem: Im Laufe des Tages sollten wir unsere Tabletten im Pflegestützpunkt abgeben. Diese sollten verschweißt werden und dann bekämen wir die Medikamente, die in der Klinik angesagt waren. Selbst Aspirin stand unter der Abgabepflicht! Ich kam mir fast vor wie ein Drogendealer. Es beruhigte mich, zu hören, dass wir die eigenen Medikamente am Ende der Reha zurückbekommen würden. Jedenfalls: Dieser Programmpunkt „Pillen“ wurde für viele Patienten zum Thema Nummer eins und das fand ich sehr interessant. Zumal bei mir die Aktion nicht problemlos verlief, denn in meiner Krankenakte war eine falsche Dosis vermerkt. Irgendwie schenkte man mir keinen Glauben und die zuständige Dame wollte unbedingt meinen Arzt sprechen, bevor sie mir neue Tabletten gäbe. Das dauerte seine Zeit und da ich einige Male unverrichteter Dinge zum Stützpunkt kam, wurde beschlossen, mir die Pillen später auf das Zimmer zu bringen – doch niemand kam ...

Es wurde Zeit für den Vortrag, der wieder von meinem tollen Doktor Matthew gehalten wurde. Wie sollte er sich da parallel um meine Tabletten kümmern? Er erklärte uns den Unterschied zwischen Reha und Kur: für viele erschreckend, jedoch mit Aha-Effekt. Ich glaube, auf Massagen hatten viele von uns gehofft. Und auch auf etwas mehr Komfort in den Zimmern. Doch der Doktor hatte die Aufgabe, uns klarzumachen, dass wir uns in einem Krankenhaus befinden – was der Fußboden und der Geruch bereits unschwer bewiesen hatten. Ein anderes Indiz waren die Notfall-Knöpfe an jeder Ecke. Wenn man nicht richtig aufpasste, zog man schon eine Notfall-Leine, wenn man nur den Duschvorhang zur Seite raffte. Also: In dieser Hinsicht konnte ich mich sehr sicher fühlen, der Schuppen würde sich auch perfekt für ein Altersheim eignen. Tanja war sogar draußen von Fußgängern angesprochen worden, ob dies ein Heim für Senioren wäre. Als wir anderen das hörten, schien es uns, als wären wir in den paar Tagen hier bereits um Jahre gealtert.

Für die Zeit nach dem Vortrag hatten wir – ich, meine Tisch-Gang und ein paar andere Patienten – geplant, mit dem Bus in die „große, weite Welt" zu fahren, um ein wenig Abwechslung zu haben. Kurz vor der Abfahrt ging ich noch einmal zur Schwester, um nach meinen Tabletten zu fragen. Erstaunt erfuhr ich, dass diese bereits in meinem Zimmer wären. Also doch! Es hatten mehrere Personen freien Zugang zu unseren Zimmern. Als mir das klar wurde, dachte ich, es sei vielleicht von Vorteil, meine

Dreckwäsche lieber wegzuräumen und auch meinen Vibrator besser zu verstecken. Als ich den anderen davon erzählte, bemerkte ich, dass auch sie sich ziemlich sicher waren, dass wir genauestens überwacht würden. Und so war es auch: Eine Raucherin musste beispielsweise eine Standpauke über sich ergehen lassen, weil sie am Abend nach 22 Uhr noch draußen gewesen war. Die unangenehme „Beobachterin" teilte ihr mit, dass alle Taten und Untaten in einem Bericht vermerkt würden – oh je! Nachdem ich das gehört hatte, suchte ich sogar unseren Esstisch nach Wanzen ab. Das Stasi-Verhörzimmer bekam nun erst recht eine brisante Bedeutung.

Mit zehn Leuten fuhr schließlich der rettende Bus in die nächste Stadt, wo wir uns in kleinere Gruppen aufteilten. Rolf, Tanja und ich bummelten ein wenig durch die Gegend. Meistens stöberte Rolf, der sich als Marken-Fuzzi outete, in Sportläden und wir Damen warteten vor der Tür. Als wir an einem Wühltisch hübsche Elchgeweihe zum Auf-den-Kopf-Setzen fanden, ging unsere Fantasie wieder mit uns durch: Wir stellten uns vor, wie wir mit den Geweihen auf den Köpfen am Schwesternzimmer vorbeihuschten, und zwar so geschickt, dass man nur die Geweihe durchs Fenster sähe. Wir waren ganz sicher, wenn man uns dabei erwischte, die befürchtete Verlängerung zu bekommen, eventuell sogar in einer Zwangsjacke und in einer Gummizelle zu landen. Da liefen uns wieder die Tränen vor Lachen – Gott sei Dank blieb uns der Humor. Ebenso blieb uns das erlösende Kichern erhalten, als wir auf der gemeinsamen Rückfahrt im Bus genau darauf achteten, das Wort „Klinik“ durch „Hotel“ zu ersetzen. Der freundliche Busfahrer fragte uns, ob er uns direkt zum Hotel fahren sollte. Das hatten wir nun davon! Aus dieser Nummer kamen wir natürlich nicht mehr raus. Wir ließen ihn bis zum circa einen Kilometer entfernten „Hotel Dorint“ fahren. Zu allem Überfluss machte der Busfahrer ausgerechnet hier eine Pause; das bedeutete, dass wir natürlich nicht in entgegengesetzter Richtung an ihm vorbeistürmen konnten. Was blieb uns anderes übrig, als tatsächlich noch einen Absacker im Hotel zu nehmen, was unserer Sperrstunde gefährlich nahe kam. Den Rückweg spurteten wir dann im Sauseschritt, um nicht vor verschlossener Tür zu stehen und eine garantierte Verlängerung zu riskieren.

Tränen am laufenden Band

Wochenende: Was tun mit so viel Freizeit? Für viele war genau das ein Problem, für mich zum Glück nicht. Dank meiner Pause, die ich seit Beginn des Jahres ärztlich verordnet bekommen hatte, hatte ich bereits genügend Möglichkeiten genutzt, um zu lernen, Zeit mit mir zu verbringen. Mittlerweile konnte ich sogar mit mir alleine Spaß haben und die Zeit genießen. Das wäre ein Jahr vorher nicht möglich gewesen, da hätte ich mich nicht einmal alleine in ein Café gesetzt. Meine Tischnachbarn machten beim Frühstück zwar ein paar dumme Bemerkungen, weil ich sagte, ich würde den Vormittag gerne mit mir selbst verbringen, aber das machte mir nichts aus. Vor dem Mittagessen holte ich an der Rezeption den ersten Therapieplan für die folgende Woche ab. Ich war gespannt wie ein Flitzebogen, was man mir so alles verordnet hatte. Mit Schrecken las ich, dass die gefürchtete Gruppentherapie bei der Chefärztin geplant war – oh mann! Angeblich würde jeder Patient – und wäre er noch so abgebrüht – heulend aus dem Raum rennen; ich hatte schon jede Menge Grusel über diese Hardcore-Gruppenrunden gehört. Na ja, dachte ich mir, das nützt ja alles nichts, da muss ich wohl durch. Außerdem: Das Heulen hatte ich bereits direkt vor versammelter Mannschaft schon mal geübt, als ich ein Paket von meiner Freundin bekommen und – so blöd, wie ich war – gleich im Speisesaal geöffnet hatte. Nachdem ich die Pappe des Vans-Kartons wie wild aufgerissen hatte, guckten mich von Riesenfotos meine Freunde an! Wie auf Knopfdruck waren die Tränen aus meinen Augen rausgeschossen. Meine Güte! Ich hatte ja nicht geahnt, dass ich mal wieder so nah am Wasser gebaut war. Öffentlicher Peinlichkeitsakt – der dritte in dieser Woche. Dazu hatte es Süßigkeiten, Bücher und „Twilight"-DVDs – anstelle eines Fluchtwagens – gegeben. Ich war gerührt gewesen und vermisste meine Familie und meine Freunde wie wild.

Nun brauchte ich ein wenig Ablenkung und schloss mich einer Gruppe an, die einen Ausflug plante. Dieses Mal wollten wir auf einen Schlossberg, die Aussicht von dort oben sollte herrlich sein. Nachdem sich unser Chaos-Trupp auf den Weg einigen konnte, mussten wir uns erst mal Kaffee und Torte gönnen: Nervenklinik machte Hunger, da ging es uns allen gleich. Danach stapfte die sonderbare Gesellschaft weiter nach oben, wo wir wirklich mit einem tollen Ausblick über die Landschaft belohnt wurden.

Täglich öffnete mir eine oder einer der Mitpatienten sein Herz. Mit Bus und Bahn unterwegs, ergaben sich plötzlich sehr intensive Gespräche. Bei diesem Ausflug war es wider Erwarten ein großer, cool wirkender Typ, mit dem ich vorher kaum ein Wort gewechselt hatte. Als der Baum von einem Mann mir mit Tränen in den Augen seine Geschichte erzählte, hätte ich am liebsten mitgeheult. Das konnte ja nur ein Drama geben in der Gruppentherapie. Zurück im Hotel, wie wir es nannten, kamen wir gerade noch rechtzeitig, um ein paar trockene Stullen abzugreifen. Aber selbst daran hatten wir uns gewöhnt. An den Leguan gewöhnten wir uns jedoch nicht so leicht: Leguan tauften wir die Küchenhilfe, die dem Glöckner von Notre-Dame sehr ähnelte. Ständig fragte Tanja mich in ihrem Dialekt: „Is des a Moo or a Froo?“ Ich konnte mich nicht mehr halten vor Lachen. Rolf meinte, einen BH zu erkennen. Wir tauften die Dame – oder auch den Herrn – also zunächst auf „Es“. Und dann plötzlich ihre – oder seine – Zunge so komisch rausschoss, nannten wir es „Leguan“.

Tanja und ich hatten wieder fürchterliche Lachanfälle, die niemand stoppen konnte. Wir vermuteten, dass man uns etwas in den Kräutertee gemischt hatte. Es wäre nämlich schäbig, über andere Menschen zu lachen, und wir sollten uns schämen, befanden einige. Wir jedoch mussten einfach nur schnell nach draußen an die Luft, um uns zu beruhigen. Schlimm, dachten wir, in einer Irrenanstalt wird man erst so richtig irregemacht. Aber warum arbeiteten dort auch Leguane als Küchenpersonal? Und warum räumten sie schon zehn Minuten vor dem Ende der Essenszeit alles weg? Und warum bat diese zwittrige Person die Patienten, den Speisesaal zu verlassen? Wir wollten uns ja nicht hetzen lassen ... Und dann sahen wir von draußen, wie „Es“ fix das Licht ausmachte und im Dunkeln rasend schnell die letzten Tische säuberte. Diese Bilder blieben in meinem Hirn gespeichert und ich konnte sie tagelang abrufen. Natürlich nicht, um dabei ernst zu bleiben, es lag eben doch nicht am Tee ...

Reflexion: *Heute weiß ich, warum die Gefühlsausbrüche während der Reha so heftig zum Vorschein kamen. Ich hatte viele Gefühle über die Jahre ständig unterdrückt, besonders natürlich die unangenehmen, wie Scham, Angst und Traurigkeit. Auf jeden Fall hatte ich sie nie bewusst gefühlt: Wenn solche Gefühle hochkamen, hatte ich mich abgelenkt, um sie nicht fühlen zu müssen. Und genau dies konnte, wie es in meiner Lebensgeschichte ja auch der Fall war, zu einer Ausgebranntheit inklusive Depressionen führen. Der Auslöser für mein Burn-out war Dauerstress in der Firma, es ging mir nur noch* *ums Durchhalten bis zum nächsten Wochenende und zum nächsten Urlaub, bis dann Anfang 2011 der heiß ersehnte Skiurlaub vor der Tür stand, in dem nichts mehr so war wie bisher. Bis dahin war es mir immer noch gelungen, im Urlaub abschalten zu können, doch zu dem Zeitpunkt ging buchstäblich gar nichts mehr. Ich hatte keine Lust: zu nichts, weder zum Skilaufen noch zu Kontakt mit Menschen. Schlafen war eine Qual, ich hatte eine ständige Unruhe in mir. Ich hatte keinen Hunger und meine Verdauung funktionierte nicht mehr. Fazit: Der Urlaub brachte mir nicht meine dringend benötigte Entspannung. Im Gegenteil, mir ging es immer schlechter. Daraufhin gönnte ich mir die zwei Wochen Auszeit, ließ mich krankschreiben. Je mehr ich zur Ruhe kam, desto schlimmer wurde mein Zustand und meine innere Unruhe. Ich ließ ein EKG machen, weil ich dachte, ich sei herzkrank, was natürlich nicht der Fall war. Der Neurologe verschrieb mir ein Antidepressivum, das ich zwar mit einem unguten Gefühl nahm, mir aber auch half, nachts wieder schlafen zu können. So verging die Zeit, aus der Auszeit wurde fast ein Jahr, in dem auch dieser Reha-Aufenthalt stattfand.*

Dieses Jahr war bedeutend für mein weiteres Leben und ich bin unendlich dankbar dafür. Ich begann, mich für mein wahres Leben zu interessieren. Und ich weiß: Es musste genau so passieren, ich wäre zu keiner Zeit vorher für all diese Dinge bereit ge-

wesen. Spiritualität hatte ich vorher stets belächelt: Das war nichts für mich! Außerdem fühlte ich mich in meinem alten Leben nicht unglücklich. Ich mochte mein Leben, liebte meinen Mann und unsere gemeinsamen Reisen durch die Welt. Genau dafür ging ich arbeiten und verdiente gutes Geld, auch wenn mir die Arbeit selbst nie wirklich Freude gemacht hatte. Aber da musste ich durch, so war mein Denken. Und es gab bestimmt Schlimmeres.

In meiner persönlichen Auszeit stieß ich auf Vorträge von Robert Betz, die mich direkt ansprachen und Veränderungen in mein Denken, in mein Leben brachten. Zur Zeit der Reha war ich noch in den Anfängen, das Thema „Leben" und die Frage „Wer bin ich wirklich?" ließen mich jedoch nicht mehr los. Ich verschlang interessante Bücher, begann zu meditieren und damit bewusst zu fühlen, was auch immer in mir gefühlt werden wollte. Daher verstehe ich meine damaligen Heulattacken heute nur zu gut. So etwas passiert heute nicht mehr, was nicht heißt, dass sich keine unangenehmen Gefühle mehr zeigen. Aber ganz anders, auf die sanfte Art. Und dann lasse ich sie bewusst ein paar Minuten da sein, kann sie von Herzen annehmen und spüre, wie sich das Gefühl wandelt. Einfach toll! Ohne jegliches Drama! DANKE

Es ist und bleibt eine Bruchbude …

Tanja hatte ihrer Rauchkollegin Katrin am Vorabend noch halb im Lach-Delirium von unserem Leguan-Erlebnis berichtet. Die Ärmste wurde daraufhin direkt in ihren Träumen von Leguanen verfolgt, das erzählte sie uns nun beim Frühstück. Wir nahmen sie in unseren Club des Leguans auf. Erkennungszeichen: herausschießende Zunge. Auch das hatte Katrin ganz gut drauf. Also ganz normal schienen wir alle wirklich nicht zu sein. Aber das machte ja nichts, dafür waren wir lieber glücklich. Beim Müsli diskutierten wir darüber, wessen Zimmer die größten Macken hatte: Rolfs Badezimmer stand täglich unter Wasser, nachdem er geduscht hatte. Seit einer Woche wartete er auf eine Fletsche, es war jedoch wohl sehr schwierig für den Hausmeister, so etwas zu besorgen. Dafür hatte dieser es aber schon geschafft, ihm nach sechs Tagen Gardinen zu besorgen. Die Gardinenstange war sogar schon einen Tag früher dran – klasse Service. In meinem Zimmer gab es Gardinen, die ziemlich lustig anzusehen waren: Der linke Vorhang war circa einen halben Meter länger als der rechte. Es gab wohl nicht genügend Stoff? Das Fenster ließ sich nicht ganz öffnen, oder aber ich war zu blöd, das konnte ich nicht genau herausfinden. Überdies musste ich den Duschkopf in der Hand halten, weil die Halterung defekt war. Dafür aber funktionierte die Heizung, die bei Sonja leider kalt blieb, und das bei täglich sinkenden Temperaturen. Wenn sie Glück hätte, würde der Hausmeister nächste Woche mal nachsehen – vielen Dank! Das Witzige war, dass wir uns alle sehr über die Wahl dieser Klinik gefreut hatten, weil es geheißen hatte, sie werde erst im September diesen Jahres eröffnet. Daher gingen wir davon aus, dass alles nagelneu wäre – Pustekuchen. Die Hütte hatte vorher zwei Jahre leer gestanden und davor hatte sie als Krebsklinik gedient. Tja, man sollte sich eben nicht auf Internet-Berichte verlassen. Als ein Patient vom Nebentisch von Rolfs überschwemmtem Bad hörte, bot er ihm direkt eine Gummifletsche an. Er hatte das gleiche Problem im ersten – provisorischen – Zimmer gehabt und das wertvolle Teil zur Sicherheit gehortet. Was für eine Weitsicht! Sein Zimmer lag gegenüber meinem und so bekam ich mit, wie Rolf die Fletsche abholte. Wir nutzten die Gelegenheit zu einem gemeinsamen Ritt auf dem Fletschen-Stiel über den Gang. Nur ganz kurz, aber das reichte natürlich schon, um erwischt zu werden. Peinlichkeit – die vierte. Aber man muss auch zu seiner Wirrheit stehen ...

Später machten wir einen tollen Ausflug zu einem in der Nähe gelegenen Berg. Mit der Gondelbahn fuhren wir nach oben, um uns dort die Füße blutig zu wandern – unsere Tanja-Diva in „Esprit"-Schläppchen, unser Rolf natürlich in original Wanderschuhen und ich in meinen Hallenturnschuhen. Mit Stolpern über Stock und Stein und zum Glück mit heilen Knochen, aber viel Gejammer. Trotzdem war es schön. Vielleicht der letzte schöne Tag. Auf jeden Fall der letzte vor dem am Montag beginnenden Hardcore-Programm. Die böse, arglistige, gefürchtete Gruppentherapie mit dem Namen „PIG" – so wie „Schwein" – wartete schon auf uns ... Über diese im ganzen Haus berühmte psychodynamische Interaktions-Gruppe gingen die heißesten Gerüchte rum. Angeblich würden Patienten dort fertiggemacht und keiner verließe den Raum, ohne zu heulen. Na ja, dachten wir oben auf der Bergspitze, warten wir es mal ab.

Rote Kaninchenaugen

An diesem Morgen gab es Tischerücken im Speisesaal. Dann saßen alle Neuankömmlinge der letzten Woche an einem langen Tisch. Bis dahin saß ich mit dem Harley-Fan, der Diva Tanja und dem Ralf-Rolf an einem Vierertisch, aber wir wollten ja nicht als Außenseiter gelten, und der Rest saß bereits zusammen. Es war ohnehin ein Kommen und Gehen, da für jeden Einzelnen zu unterschiedlichen Zeiten das auf ihn oder sie persönlich zugeschnittene Therapieprogramm losging. So saß nie jemand alleine und man hatte immer jemanden zum Quatschen – ob man wollte oder nicht.

Mein erster Termin war heute eine Physiotherapie und es war mal wieder schwierig, den Raum zu finden, der auf dem Plan angegeben war. Es schien öfters so zu sein, dass die betreffenden Nummern sich zwar auf dem Papier, nicht aber auf den Türen befanden. Ohne andere Herumirrende zu fragen, wäre ich echt aufgeschmissen gewesen. Aber zum Glück war der, den ich fragte, schon mal dort, wo ich hinmusste. Nach zehn Minuten wurde ich endlich hereingerufen. Nicht, dass ich keine Zeit hatte, aber der nächste Termin – Einzel-Psychotherapie – war direkt eine halbe Stunde später. Wie sollte ich das denn schaffen? Es würde eng werden und genauso kam es dann auch:

Ich hetzte da raus, rannte wie eine Irre durch die Gänge zur Treppe, flog sie hoch bis in die oberste Etage und kam hechelnd bei meiner Psychologin an, um mich zu entschuldigen für die Verspätung. Das schien hier jedoch gang und gäbe zu sein, sie blieb recht gelassen – viel gelassener als ich, da ich nämlich schon bei der ersten Frage wie ein explodierender Wasserfall zu heulen anfing. Ich verstand nicht, wieso. Musste ich in so einer Therapie heulen? War das Pflicht? Ich wollte es auf jeden Fall nicht, hatte aber keine Chance. Oder es war heute etwas im Kaffee gewesen: Heulpulver. Ich konnte mich nur schwer beruhigen, immer wieder startete dieses komische Wackeln in der Stimme und dann kam prompt das Wasser. Gut, dass auf dem Tischchen Tempos lagen. Ob das Zufall war? Nach der halben Stunde war ich dann so richtig schön verheult. Bevor ich ging, fragte ich die Psychologin, ob ich verschmiert sei, denn ich hatte Wimperntusche aufgelegt – und da war wohl nichts mehr von übrig. Sie grinste.

Immer noch zehn Minuten im Verzug, hetzte ich die Treppen wieder runter ins Erdgeschoss und suchte diesmal das Musikzimmer: Musiktherapie! Darauf freute ich mich richtig, da ich ja ein riesiger

Musikfan war. Und parallel dazu wollte ich auch noch dick ins Gitarrengeschäft einsteigen. Ich hatte schließlich jeden Abend auf meinem Zimmerchen geübt. Leider konnte ich bisher selbst bei „Ein Bett im Kornfeld“ keinen einzigen Ton erkennen. Es kamen immer nur schräpige Töne heraus. Vielleicht taugte ja die Gitarre nichts und ich war gar nicht so ganz talentfrei? Ich wusste es nicht ... Zurück zur Musiktherapie: Lächelnd wurde ich von einer lustigen Öko-Frau begrüßt, die sich freute, dass ich freiwillig bei ihr war. Sie wollte einiges über mich wissen und erzählte mir dann sonderbare Dinge über Klänge. Also: Da hatte ich mir wohl falsche Vorstellungen gemacht. Obwohl: Ich war ja offen für fast alles. Dann zeigte die nette Frau mir ein lustiges Instrument. Für mich war es eher ein Eierschneider. Ich hielt ihn in der Hand und wusste gar nicht, was sie nun von mir erwartete. Die Frau guckte mich ermunternd an, ich zupfte mal an den Schneideseilen und siehe da, es kamen ein paar schöne Klänge heraus. Ich sollte einfach mal damit spielen, empfahl mir die Therapeutin. Mann, kam ich mir doof vor! Aber schließlich spielte ich doch und wurde prompt dafür gelobt, dass ich so tolle Klänge erzeugte. Danach holte sie einen großen Behälter mit kleinen Kugeln aus ihrem Zauberschrank. Dieser machte Wellengeräusche, wenn man die Kügelchen rollen ließ. Ich sollte die Augen schließen und dem „Meer“

lauschen. Und wie es der Teufel wollte, fing ich direkt wieder an zu heulen. Ich war an diesem Tag wohl sehr nah am Wasser gebaut. Ich hatte keine Ahnung, was da in mir ausgelöst wurde. Die Dame war sehr stolz auf mich, weil ich so unmittelbar auf die tollen Instrumente reagierte. So ganz konnte ich ihren Stolz nicht teilen, ich war eher froh, als ich auch diesen Termin hinter mir hatte, zog meine Laufschuhe an und flüchtete in den Wald. Dabei machte ich meine eigene Musiktherapie mit meiner Lieblingsband in den Ohren.

Reflexion: *Oh mann, ich muss wirklich grinsen, wenn ich dies alles heute lese. Was war damals in mir los und wie habe ich unbewusst gegen meine Gefühle gekämpft, die einfach nur da sein wollten und mir das bei jeder möglichen Gelegenheit auch gezeigt hatten? Doch mir war es unangenehm, ich wollte sie nicht und flüchtete davor, weil ich es zu diesem Zeitpunkt einfach noch nicht besser kapierte. Unbewusst war ich damit in die Opferhaltung gegangen: Oft tat ich mir selbst leid und dachte, was für eine Scheiße das alles wäre, und fragte mich, warum alles so schwer war. Die ewige Heulerei verfluchte ich regelrecht und schämte mich dafür. Heute weiß ich, dass jede im Gefühl geweinte Träne ein Geschenk ist, das ich mir selbst machen kann. Ich* *liebe es, zu weinen, und ich liebe es, wenn meine Klienten weinen können. Bewusstes Weinen bringt alles in den Fluss, in Bewegung, und damit kann eine Wandlung stattfinden. Gefühle wünschen sich, gefühlt, angenommen und somit transformiert zu werden. Als ich das später begriff und auch umsetzte, stellte ich auch fest, dass jeder Mensch nach einem annehmenden Weinen ganz anders aussieht als nach einem Weinen als Opfer. Früher hatte ich beispielsweise danach rote, brennende Augen und dieser Zustand hielt manchmal sehr lange an. Ich sah den ganzen Tag verheult aus und manchmal sogar noch am nächsten Morgen. Das andere – ich nenne es nun das befreiende Weinen – macht die Augen nicht rot, sondern ich habe das Gefühl, sie blicken anschließend klarer und reiner, als sie vorher waren. Meine Augen haben sich während meiner persönlichen Prozesse total verändert, sie sehen wirklich anders aus. Größer und klarer und irgendwie auch blauer. Ich habe mich früher immer geschminkt: Wimperntusche und Kajalstift. Doch eines Tages stellte ich fest, dass der Kajalstrich komisch aussah und das Auge eher einengte. Seitdem benutze ich ihn kaum noch und wenn ich es doch mal wieder probiere, weil mein Kopf mir sagt, früher sah es doch gut aus, werde ich eines Besseren belehrt. DANKE*

Mit Mitgefühl

Der Tag X war da: Schon während des Frühstücks machten wir uns selbst verrückt. Mit „wir" meine ich die Leute, die die berüchtigte PIG in ihrem Therapieplan hatten. Zum Glück war meine Diva auch dabei. Aber leider nicht lange. Als wir pünktlich um halb neun den besagten Raum betraten, in dem der Stuhlkreis schon auf uns wartete, wurden einige schon wieder aus der Gruppe entlassen, direkt bevor es überhaupt begonnen hatte. Angeblich war die Gruppe sehr voll, daher sollten einige in die zweite Gruppe beim Professor wechseln und hatten somit Schonfrist bis Donnerstag. Ich hatte natürlich das Glück, bleiben zu dürfen. Es ging dann auch direkt zur Sache, da wurde nicht lange gefackelt. Da nur noch Melanie und ich von den Neuen übrig geblieben waren, sollten die alten Hasen sich uns zuerst vorstellen – schön der Reihe nach. Ich ahnte schon, was danach kommen würde … Als Letzte war ich mit der persönlichen Vorstellung dran – eine meiner Lieblingsbeschäftigungen. Ich legte ganz cool los: Name, Alter, Wohnort. Dann war Schluss mit lustig und mein Inneres meinte, erneut Wasser durch die Augen nach außen schießen zu müssen. Ich war geschockt, aber das nützte mir auch nichts. Ich stammelte nur noch, dass ich jetzt nicht weiterreden wollte, und man ließ mich in Frieden. Aber erklären konnte ich mir „Peinlichkeit – die fünfte“ ums Verrecken nicht. Wahrscheinlich war es wirklich all das Aufgestaute der letzten schwierigen Zeit gewesen. Aber warum, in Gottes Namen, musste es gerade dann rauskommen, wenn es mir am wenigsten schmeckte? Taktik. Alles so gewollt von den Spezialisten. Und es hatte ja auch funktioniert. Das Blöde war nur, dass ich nicht einmal ein Tempo dabeihatte. Und der Schnodder lief und lief aus der Nase. Ich versuchte, ihn unauffällig mit dem Handrücken zu entfernen. Anfangs klappte es noch, aber dann wurde es brenzlig und ich musste noch innerhalb dieser Runde nach einem Taschentuch fragen. Alle waren sehr verständnisvoll ...

Für einen Patienten war es an diesem Tag der letzte Stuhlkreis. Die Chefärztin, die die Runde leitete und von mir liebevoll „die Gräfin“ genannt wurde, weil sie sich irgendwie so benahm und auch so wirkte, munterte die restliche Gruppe dazu auf, einige Worte zum Abschied an den Mann zu richten. Oh Hilfe! War das alles rührend! Vereinzelt heulten einige andere Teilnehmer dabei und aus purer Sympathie war ich dann auch wieder schnell mit von der Partie. Da kam mein Talent sehr gut zum Vorschein: Mitgefühl. Leider absolut ungewollt. Also an den Horrorgeschichten über diese Psycho-Gruppe war wirklich etwas dran, das waren leider keine Gerüchte, wie ich gehofft hatte. Nach anderthalb Stunden war der Spuk endlich vorbei. Beim Rausgehen klopfte mir eine Frau auf die Schulter und lobte mich dafür, dass ich mich so schnell öffnen könnte. Ja? Super! Ich freute mich wie Bolle. Wieder hatte ich verheulte, knallrote Kaninchenaugen für den gesamten Tag. So lange dauert die Regenerierung der Augen nämlich für gewöhnlich. Zum Glück stand anschließend Terrain-Training auf dem Plan. Ich war immer noch in der langsamen Gruppe – so hieß das Spazierengehen im Wald mit alten Damen. Und das war okay. Danach drehte ich alleine noch eine schnelle Runde und der Wald zauberte mir im Handumdrehen die komischen Gefühle wieder weg: Zauberwald.

Nach dem Mittagessen durfte ich zu allem Überfluss zur Visite bei der Gräfin erscheinen. 40 Minuten lang stellte sie mir komplizierte Fragen, trotzdem mochte ich sie irgendwie. Sie machte ihren Job einfach gut. Um über die ganzen Sachen mal in Ruhe nachdenken zu können, entschied ich, den Nachmittag in der nahe gelegenen Therme zu verbringen. So ganz verstand ich mich ja selbst nicht. Nicht, dass mein Mann doch noch recht hatte, wenn er sagte: „Die machen dich dort bekloppt, pass bloß auf!“ Ich war meines Wissens nur so bekloppt, wie ich von Natur aus war, und an diesem Zustand sollte sich auch nichts ändern. Alles andere sollte sich natürlich weiterentwickeln, denn von Veränderung konnte ich nur profitieren. Aber in der Sache gehen meine Meinung und die meines Mannes vollkommen auseinander. Typisch Mann, dachte ich immer. Alles sollte am besten so bleiben, wie es war. Nein, nein, mein Lieber, so einfach ist das nicht. Aber das ist ein anderes Thema.

Es war das erste Mal im Alter von 42 Jahren, dass ich alleine in die Sauna ging. Und es war gar nicht schlimm, ich konnte es sogar richtig genießen. Obwohl die Männer in der Überzahl und auch einige typische Gaffer dabei waren. Ich konnte herrliche Außenbecken mit Sprudelbecken nutzen, es war toll zum Relaxen und auch, um einen klaren Kopf zu bekommen. Besonders lustig fand ich einen Strömungskanal, in dem ich mich schön treiben lassen konnte: immer im Kreis. Es sah so aus, als würden die Köpfe einzeln umherwandeln, wenn ich hineinblickte – wie schwimmende Bojen. Das Aussteigen aus dem Kanal klappte bei mir allerdings erst beim dritten Versuch. Ich rammte einen älteren Herrn, also hatte auch dieser seinen Spaß ...

Reflexion: *Mein Mitgefühl, welches ich zum damaligen Zeitpunkt ja bereits als ein gewisses Talent gesehen habe, möchte ich heute notwendigerweise* *unterscheiden von Mitleid. Nach wie vor habe ich jede Menge Mitgefühl in mir, zu allem, was ist. Ich kann mich in die Lage anderer Menschen versetzen und auch in deren Gefühle. Der Unterschied zu damals ist jedoch der, dass ich nicht mitleide: Es macht nichts mehr mit mir. Es mag vorkommen, dass mich etwas so berührt, dass mir die Tränen fließen, jedoch nicht aus Mitleid, und das ist für mich ein riesiger Unterschied. Wenn ich mit jemandem mitleide, bedeutet dies, dass in mir noch eigenes Leid vorhanden ist, welches genau in diesem Moment auf sich aufmerksam machen möchte, weil es gesehen werden möchte. Habe ich Mitleid mit jemandem, dann geht es mir nach Gesprächen mit diesem Menschen oft selbst nicht gut, es ist so, als ob ich dessen Schwere mittragen würde. Eine gute therapeutische Begleitung ist also dann nicht möglich, wenn ich mit dem Klienten leide. Beiderseits wird dann keine Entwicklung entstehen. Im Gegenteil: Der Mensch wird durch mein Mitleid eher noch geschwächt, weil er sich in seinem Drama bestärkt fühlt, was ihn noch ohnmächtiger macht.*

Nach und nach durfte ich mein eigenes inneres Leid heilen, und zwar durch die bewusste Wahrnehmung dessen, was mich antitschte – beispielsweise bestimmte Personen und Situationen, die etwas mit mir gemacht hatten, die unangenehme Gefühle in mir ausgelöst hatten. Und diese Gefühle habe ich mir dann näher angeschaut, habe ihnen Raum gegeben und sie bewusst gefühlt. Dies geschah allerdings nicht von heute auf morgen, sondern nach und nach; da geht ein jeder seinen ganz persönlichen Weg in seiner Zeit. Und ich gebe zu, dass ich an meinem dicksten Thema – der Verstrickung mit meiner Mutter – ziemlich lange zu knabbern hatte, was mich so manches Mal fast verzweifeln ließ. Dieser Prozess dauerte immerhin ein paar Monate, seitdem hat sich unser Verhältnis komplett verändert und ich bin überglücklich darüber. Heute kann ich behaupten, mein eigenes Leid gelöst zu haben. DANKE

Mausarm am Stock

Der nächste Tag startete nach dem Frühstück mit der zweiten Physiotherapie bei Frau Bringfels. Diese Expertin hatte ihren Job so richtig drauf und begeisterte mich. Dazu kam, dass diese bis zu ihrem 18. Lebensjahr ebenfalls im Ruhrpott gelebt hatte und sich über meinen Slang amüsierte. Sie versuchte, die Verspannungen in meinem Nackenbereich zu lösen und somit die Schmerzen in meinem sogenannten Mausarm zu reduzieren. Hierbei schockte ich sie wohl ein wenig, da ich angeblich selbst bei der Behandlung nicht locker ließ. Teilweise rüttelte sie meinen Arm und sagte, ich solle doch mal loslassen! Dabei fühlte ich mich doch schon so schön locker – komisch. Sie benutzte ein paarmal das Wort Beton. Sie verglich mich tatsächlich mit Beton! Unglaublich, aber wahr. Ich hoffte nur, dass die Dame es innerhalb der vier Wochen schaffen würde, den Beton in Watte zu verwandeln. Zu diesem Zeitpunkt hatte sie also noch ganze drei Wochen und das erschien mir wirklich knapp. Und ich war auf keinen Fall scharf auf eine Verlängerung ...

Der nächste Termin war die Einführung zum „Nordic Walking“. Der Doktor hatte mich im Aufnahmegespräch gefragt, ob ich Lust hätte, mal auszuprobieren, mit Stöcken durch den Wald zu rennen. Ich war ja offen für Neues und hatte zugestimmt, obwohl ich meinte, das wäre eigentlich ein Sport für alte Leute. Es war nur meine Meinung und diese sollte sich auch schnell ändern. Ich denke, von unserer Gruppe hatte ich mich am doofsten angestellt. Peinlichkeit – die sechste. Die Trainerin musste einige Extrarunden mit mir drehen, weil ich es nicht kapiert hatte. Auf was ich da alles achten sollte! Selbst beim Anlegen der Stöcke konnten sich schon böse Fehler einschleichen und genau so fing es bei mir nämlich an. Da war ich schon auf Hilfe angewiesen. Diese Sport-Therapeutin musste über jede Menge Geduld verfügen, was zum Glück auch der Fall war.

Es ging mit einem Stock los: abwechselnd die rechte und die linke Seite. Das funktionierte. Dann mit beiden Stöcken, wobei man bloß nicht an den Stockeinsatz beim Skifahren denken durfte. Also eher Langlauf. Aber das war ja in meinem Kopf ebenfalls was für alte Leute. Daher machte mir jegliches Denken eher Probleme. Je mehr ich mich konzentrierte, alles richtig zu machen, umso schwieriger war es. Ständig kam ich aus dem Rhythmus, während es bei den anderen so kinderleicht aussah. Unvorstellbar, wie viele Fehler man beim Gehen machen konnte, wenn man es – gesundheitlich gesehen – richtig machen wollte. Bei mir wurde es jedenfalls kreuzgefährlich: Ich stolperte dreimal über die Stöcke! Einmal fehlte nicht viel zu einem richtigen Sturz. Und das alles natürlich unter Beobachtung, zu meinem Leidwesen. Heimliche Peinlichkeiten schien es bei mir einfach nicht zu geben. Ich lieh mir die Stöcke schließlich für den Rest der Reha aus. So könnte ich wenigstens heimlich auf dem Zimmer üben, in meinen zwölf Quadratmetern ...

An diesem Tag gab es ein für mich köstliches Mittagessen. Quasi als Entschädigung für die erneuten Komplikationen. Ich überfraß mich fast an Cannelloni mit Spinatfüllung; so lecker hatte ich sie noch bei keinem Italiener gegessen. Man munkelte, es gäbe einen neuen Koch. Keine schlechte Entscheidung! Bei der progressiven Muskelentspannung im Anschluss wurde ich später so müde, dass ich mich danach am liebsten ins Bett gelegt hätte. Aber das wären sicher keine guten Voraussetzungen für die Nacht gewesen, daher raffte ich mich auf, um ein bisschen mit meiner „Wolke“ durch die Gegend zu düsen – nachdem ich sie auf dem Parkplatz mit Ach und Krach erkannt hatte, denn meine einst weiße „Wolke“ war fast vollständig von Laub bedeckt. Ich musste mit dem Eiskratzer die Blätter entfernen, so festgeklebt waren sie inzwischen. Allmählich kam darunter eine braun verschmierte „Wolke“ zum Vorschein. Die Fahrtüchtigkeit hatte sich jedoch aufgrund des Farbwechsels nicht verändert: Wie von

Zauberhand fuhr die „Wolke“ mich zum nächsten Einkaufszentrum. Ich sollte wohl ein wenig shoppen, es gab jedoch nicht viel Auswahl an Läden. Nur „Real“ und „Adler“. Und „Adler“, die Kleiderfabrik, war schon wieder was für alte Leute! Ich erinnerte mich, einmal mit meiner Mutter dort gewesen zu sein, es wäre nicht einmal ein Unterhemd für mich infrage gekommen – alles viel zu damenhaft. Ich streifte ziellos durch den „Real“-Markt und kehrte diesem schließlich den Rücken, als ich mich doch dazu entschloss, einen Gang durch „Adler“ zu machen. Und siehe da: Ich war angenehm überrascht. Die Frage war nun: Hatte sich die Ware bei „Adler“ geändert? Oder lag es an meinem fortgeschrittenen Alter? Egal, hätte ich mehr Geld beigehabt, wäre ich einem Kaufrausch verfallen. So aber reichte es nur für einen flauschigen Hausanzug in meiner Lieblingsfarbe Lila und ein bewegliches Tablett. Damit würde ich es mir mit dem Laptop auf der Couch gemütlich machen können, das jedenfalls sagten die Abbildungen aus. Toll! Das Tablett war unten mit eingefassten Styroporkügelchen gepolstert, ich würde es direkt im „Hotel“-Zimmer testen. Als mich beim Weitergehen noch mehrere Kleidungsständer anlachten, wusste ich, ich würde wiederkommen. Ich zahlte direkt an der Kasse und ließ eine „Adler“-Kundenkarte ausstellen, um drei Prozent Rabatt auf den Einkauf zu bekommen. Oh je, ich war alt! Mit der Kundenkarte hatte ich es schwarz auf weiß auf der Hand. Ich dachte sofort, meine Mutter würde sich sicher freuen, wenn ich ihr erzählte, dass wir nun in den gleichen Läden einkaufen gingen.

Als ich mich später als erwartet – es war leider schon dunkel und ich bin so gut wie nachtblind – auf den Heimweg machte, verfuhr ich mich mächtig. Glücklicherweise führten mehrere Wege zur Klinik, sodass ich irgendwann doch dort ankam, ohne den Weg zu kennen. Ich vergaß meine Taschen im Auto, war aber froh, noch ein trockenes Schnittchen Brot der Abendmahlzeit zu erhaschen. Es war unglaublich, wie schnell sich der Hunger selbst nach einem dicken fetten Mittagessen wieder einstellte. Ich hatte das Gefühl, durch das regelmäßige Essen würde mein Magen zu einem Kuhmagen mutieren. Und später passten sogar noch zwei halbe Liter Weizenbier hinein, die ich mit ein paar Leuten in der Schwimmbad-Bar nebenan zu mir nahm. Also so ganz alkoholfrei, wie ich es mir vorgenommen hatte, klappte es doch nicht so ganz. Und durch den leichten Schwips wollte mein Inneres auf dem Heimweg – pünktlich um 22 Uhr – auch noch mal testen, ob ich wirklich kein Raucher mehr war: Ich war es doch noch; die von der Diva geschnorrte Zigarette schmeckte mir herrlich.

Reflexion: *Mit diesem sogenannten Mausarm plagte ich mich schon seit Ewigkeiten herum. Dabei handelte es sich um Schmerzen im rechten Arm, die bis in den Nacken zogen. Ich dachte damals immer, das käme von meinem Arbeitsalltag im Büro, wobei ich hauptsächlich vor dem Computer saß. Nur, dass ich zum Zeitpunkt der Reha ja schon gute zehn Monate nicht mehr in dieser Haltung arbeitete … und das Symptom sich immer noch zeigte. Behandlungen von außen, wie Massagen und selbst die Physiotherapie, brachten keine dauerhafte Heilung. Diese stellte sich erst dann ein, als ich meine innere Haltung änderte, meine ständige Verspannung sich von innen heraus lösen durfte. Bei mir persönlich ging es um das Thema Selbstvertrauen und darum, Vertrauen in das Leben zu haben. Gelegentlich zeigt sich dieses Thema auch heute noch; dann spüre etwas in meinem rechten Arm, was ich jedoch nicht mehr als Schmerz bezeichnen würde. Eher als ein Ziehen, was mir aber dann genau zeigt, dass es in einer bestimmten Situation an Vertrauen mangelt. Mein persönlicher Zweifler an mir und an meinen Fähigkeiten ist dann wieder aktiv, man könnte es auch den „Denker“ nennen. Mein Arm ist ein sehr zuverlässiger Anzeiger und ich bin sehr dankbar dafür, mein körperliches Empfinden heute lesen und deuten zu können. Mein Körper dient mir dazu, auf innere Disharmonien hingeweisen zu werden. Er zeigt mir genau,* *dass sich etwas nicht im Gleichgewicht befindet, und regt mich dazu an, dort hinzusehen: Das heißt, meine Themen wahrzunehmen und dann das Gleichgewicht und somit das körperliche Wohlbefinden wiederherzustellen. Ich bin überzeugt davon, dass jedes Zipperlein seinen Grund hat, es gibt da keine Zufälle und auch kein Pech. Im Alter von 27 Jahren erkrankte ich an Gebärmutterkrebs, damals dachte ich: Pech gehabt! Warum ich? Was für eine Scheiße! Zu diesem Zeitpunkt war ich jedoch noch nicht an dem Punkt, den Hintergrund zu erkennen, ich war überhaupt nicht offen für solche Zusammenhänge. Zwar hatte ich damals schon versucht, den Stress in meinem Leben zu reduzieren, hatte es aber nicht wirklich dauerhaft geschafft.*

Heute verstehe ich meinen Krebs, genau in dem Organ Gebärmutter: Wie schon gesagt, war das „Mutter-Thema" meine größte Baustelle, die es zu klären gab. Nach der Krebserkrankung begab ich mich in eine Psychotherapie, ehrlich gesagt nur mit der Absicht, Ansprüche auf Vorteile durch einen Behindertenschein zu bekommen. Dadurch hatte ich nämlich eine Woche mehr Urlaubsanspruch im Jahr. Auch darüber kann ich heute nur schmunzeln, aber es war damals so. Und interessanterweise ging es in dieser Therapie schon grob um die Beziehung zu meiner Mutter, obwohl mir damals nicht bewusst war, dass unser Mutter-Tochter-Verhältnis nicht wirklich gesund war. Ich fand es eher toll, dass wir ein so enges Verhältnis hatten, wir waren wie beste Freunde – in meiner Wahrnehmung ... Wenn ich damals daran dachte, dass meine Mutter sterben könnte, war ich mir sicher, das selbst nicht überleben zu können, es nicht aushalten zu können. Mein Spruch dazu war: Wenn meine Mutter mal stirbt, nehme ich mir das Leben. Oh, klingt das heute heftig für mich, wenn ich daran zurückdenke! Während der Therapie erkannte ich dann aber, dass ich mich absolut verantwortlich für sie fühlte und auch ständig ein schlechtes Gewissen ihr gegenüber hatte, zum Beispiel als ich einmal einen Urlaub lieber mit meinem Mann anstatt mit ihr verbringen wollte. Einmal im Jahr hatten meine Mutter und ich nämlich immer einen gemeinsamen Urlaub gemacht, und ich wollte das ändern, was mir sehr schwerfiel. Ich erkannte dieses Problem zwar, weiß aber heute, dass allein durch Gesprächstherapie keine Lösung möglich war: Es ging um die Gefühle, die gefühlt werden wollten und die meine Mutter immer wieder in mir ausgelöst hatte. Die wirkliche Lösung erfolgte bei mir erst vor circa zwei Jahren während meiner Ausbildung zur Therapeutin, und zwar durch Meditation und durch das wahre Mich-Auseinandersetzen mit dem Fühlen dessen, was wirklich war ...

Den Shopping-Zwang gibt es heute auch nicht mehr, er ist einfach nicht mehr vorhanden. Früher hatte ich doch ab und zu mal den Drang, mir etwas gönnen zu müssen oder mich mit einem Einkauf für etwas zu belohnen oder von etwas abzulenken. Wenn ich heute etwas haben möchte, kaufe ich es mir und erfreue mich daran, aber das hat nichts mehr mit Gönnen, Belohnen oder Ablenkung zu tun. Das Gefühl dabei hat sich verändert: Ich denke, dies hat mit der Selbstliebe zu tun. Ich liebe mich heute so, wie ich bin, ohne Wenn und Aber. Mein Gefühl von innerer Zufriedenheit, dem Frieden in mir, belohnt mich so sehr, wie es durch die Bereicherung durch äußere Dinge niemals möglich wäre. DANKE

Schneller ist nicht besser

Es lag ein neuer Plan im Postfach, für den Vormittag hatte man für mich nach der Nordic-Walking-Stunde ein Bio-Feedback eingeplant – was auch immer das sein mochte. Beim Walken blieb ich leider unkonzentriert und kam nicht dazu, auf die eventuellen Bewegungsfehler zu achten, weil ich neben einer Patienten lief, die mich pausenlos zutextete. Anschließend stellte ich fest, dass ich es wahrscheinlich gerade deshalb besser gemacht hatte: Ich stolperte nämlich nicht einmal über die Stöcke, aber dafür bluteten meine Ohren infolge der Überanstrengung. Ich dachte, man kann eben nicht alles haben. Das anschließende Bio-Feedback war sehr interessant, eine zuständige Mitarbeiterin erklärte mir anfangs Sinn und Funktion der Sache und schloss mich dann an die Gerätschaften an. Einige Elektroden wurden an den besonders verspannten Stellen im Nackenbereich befestigt, ein anderes Kabel wurde um einen Finger gewickelt und ein Schlauch zur Messung der Atmung wurde stramm um den Bauch gebunden. Die auf einen Monitor übertragenen Werte sollten Angaben über den aktuellen Stresszustand im Körper geben. Der Stress wurde quasi messbar gemacht und ebenfalls wurden die Entspannungsphasen ausgewertet. Alles sehr wichtig! Die Dame stellte mir unterschiedliche Fragen und Aufgaben. Zum Beispiel musste ich in Siebenerschritten von 300 an rückwärtszählen. Das stresste mich persönlich am meisten, denn die Kurve schlug aus wie wild. Ich war eben kein Rechenkünstler und wollte natürlich alles richtig und schnell machen – typisch für mich! Das wäre wohl auch einer der Gründe, warum ich überhaupt hier gelandet war. Im Ergebnis: Einmal pro Woche sollte ich ab jetzt diese Tests machen. Warum auch nicht?

Reflexion: *Den guten alten Spruch „Man kann nicht alles haben" habe ich auch komplett aus meinem Denken gelöscht. Ich empfinde es gerade als wirklich sehr interessant, wie viele meiner alten Denkmuster sich wirklich dauerhaft verabschiedet haben und freue mich darüber. Ich bin mir heute der Kraft der Gedanken bewusst; ich weiß, wie mächtig Gedanken auf mein Leben wirken. Durch Gedanken erschaffe ich meine Wirklichkeit und durch das Wandeln der Gedanken in eine positive Richtung ziehe ich somit auch Positives in mein Leben. Ich kann dies nur bestätigen – es funktioniert einwandfrei. Heute sage ich mir: „Ich kann alles haben, was ich will", denn damit nehme ich die Begrenzung her-*

aus und bin offen für all die Geschenke des Universums. Alles ist möglich.

Buchstäblich alles, was ich mir gewünscht hatte, wurde mir erfüllt – auf völlig leichte Art und Weise. Seit dem letzten Jahr wohne ich sogar in meinem Traumhaus, was realistisch gesehen einfach unmöglich gewesen wäre. Ich kannte dieses Haus seit längerer Zeit, weil ich mit meinem damaligen Pflegepferd oft daran vorbeigeritten war. Ich bewunderte es und träumte oft davon. Ich stellte mir gedanklich vor, wie es wäre, darin zu wohnen. Und dann geschah es wie von Zauberhand: Der zu vermietende Teil wurde frei, ich kam mit dem Besitzer ins Gespräch und es ergab sich die unkomplizierte Möglichkeit, hier einfach einzuziehen. Gesagt, getan. Es fühlt sich einfach nur gut an; mein mittlerweile eigenes Pferd wohnt nebenan, ich habe hier meinen wunderschönen Therapieraum und arbeite zu Hause. Es ist für mich ein absolutes Geschenk und ich empfinde täglich tiefe Dankbarkeit dafür.

Ein Rechenkünstler oder Zahlenfreund bin ich auch heute noch nicht, aber das stresst mich nicht mehr. Ich habe nicht mehr den Anspruch, alles richtig machen zu müssen und zu funktionieren. Jeder sollte seine Arbeit und sein Tun wirklich nur danach richten, was er oder sie gerne tut, was ihm oder ihr wirklich liegt. Ich bin davon überzeugt, dass jeder

Mensch seine ganz eigenen Talente besitzt, ich selbst natürlich auch. Nur war ich mir nach Beendigung meiner Schulzeit meiner Talente gar nicht bewusst gewesen. Mein bestes Fach in der Schule war Deutsch, daher hörte ich auf meine Eltern, die mir nahelegten, dass für mich wohl nur ein Bürojob infrage käme. Schreiben konnte ich ganz gut, an mehr dachte ich damals nicht. Und hauptsächlich ging es ja wirklich nur darum, eine Arbeit zu finden und Geld zu verdienen. Eventuell noch Spaß dabei zu haben, stand damals für mich nicht zur Debatte. Man muss hart arbeiten, um gut zu leben! Mit diesem Satz ist mein Jahrgang aufgewachsen. Und das saß drin: wieder einmal ein altes Denkmuster. Eins, das es mir nicht gerade leicht machte. Die 22 Jahre in einem Industrieunternehmen: Klar, es gab auch schöne Zeiten dort und nette Kollegen, aber meine wahre Berufung war es mit Sicherheit nicht. Obwohl ich mit den verhassten Zahlen zu tun hatte, gab ich immer mein Bestes und war hundertprozentig pflichtbewusst, um es möglichst allen recht zu machen – außer mir selbst.

Kein Kunststück: Mir würde es heutzutage nicht mehr passieren, dass mir die Ohren bluten, weil jemand permanent auf mich einredet. Ich spüre genau, wenn mir etwas zu viel wird, und dann reagiere ich entsprechend und verschaffe mir Ruhe oder Abstand – je nach Situation. Mittlerweile kann ich je-

dem gegenüber meine Meinung direkt äußern, ohne mich dabei schlecht zu fühlen. Das war nicht immer so: Früher kamen oft Freundinnen zu mir, die ihren Müll bei mir abladen wollten – so habe ich es empfunden. Es waren immer die gleichen Geschichten – über Jahre. Und ich dachte immer, als gute Freundin müsste ich mir das doch unbedingt anhören und immer(!) ein offenes Ohr haben. Wenn eine solche Freundin dann wieder weg war, fühlte ich mich schlechter als vor ihrem Besuch, weil ich selbst schwer beladen war von dem zurückgelassenen Ballast. Solche Dinge passieren mir heute nicht mehr, einerseits, weil ich in mir selbst keinen Ballast mehr trage, der von jemandem oder etwas stimuliert werden könnte, und andererseits, weil ich heute ganz anders auf diese Opfer-Geschichten reagieren kann. Ich bin in der Lage, Menschen wirksame, wahre Ratschläge zu geben, anstatt sie durch mein Mitleid in ihren Opferrollen zu bestätigen, wie es früher der Fall war. Was sie dann daraus machen, ist natürlich ihre Entscheidung. Auf jeden Fall ist es ein bedeutender Schritt, die Rolle des Opfers zu verlassen und Selbstverantwortung zu übernehmen: Die wichtigste Erfahrung überhaupt ... DANKE

Der Wald, ich und die Angst

Heute war mein zweites Date mit der PIG; mir hatte schon richtig davor gegraut; ich hatte es einen Tag vorher sogar meiner Therapeutin anvertraut. Als Lösung dafür schlug sie mir vor, eine zusätzliche Gruppe ins Programm zu nehmen – für soziale Kompetenzen! Ich dachte, ich falle vom Glauben ab, und bereute sofort, so ehrlich gewesen zu sein. Auch das sagte ich ihr, um einen Tag Bedenkzeit zu bekommen, denn es wäre ja alles freiwillig. Wahrscheinlich wollte ich mir dann aber selbst etwas beweisen: Ich brachte die gemeingefährliche PIG an diesem Tag bravourös hinter mich. Ich gab sogar zweimal freiwillig meinen Senf ab und die gefürchtete „rote Bombe“ bekam ich nur bei der ersten Wortmeldung. Das Beste war, dass ich gar nicht heulte – selbst dann nicht, als zwei andere Patienten regelrecht in Heulkrämpfe verfielen. Ich bekam wahnsinnige Schicksalsstorys zu hören, da schämte ich mich fast, wegen ein paar Burnie-Lappalien die gleiche Reha zu machen.

Am Ende der Sitzung gab es einen Zickenkrieg: Zwei Frauen sagten einer einzelnen Frau die Meinung. In deren Pelle hätte ich nicht stecken mögen, vor allem, weil die Gräfin keine Chance hatte, sinnvoll einzugreifen. Alles in allem war diese Gruppe eine ständige Herausforderung. Auf alle Fälle war ich heute stolz wie Oskar auf meinen persönlichen Erfolg, das Minenfeld der Tränendrücker gemeistert zu haben. Die Chefärztin lobte mich, das hieß hoffentlich, von der Sozialkompetenzgruppe verschont zu bleiben. Gott sei Dank. Erleichtert verließ ich den Stuhlkreis und floh auf mein Zimmer, um mich für den Waldlauf umzuziehen ...

Das Rennen wirkte sehr befreiend, ich spürte es an diesem Tag besonders. Ich lief und lief und lief ..., probierte einen neuen Weg aus, von dem ich mir sicher war, dass er zur Hauptstraße führte. Falsch gedacht: leider. Es gab hier keinen Durchgang bis zur Straße. Notgedrungen musste ich einen anderen Waldweg meines Vertrauens wählen, von dem ich vermutete, er führte in die richtige Richtung. Meine Orientierung ist normalweise überdurchschnittlich gut, aber an diesem Tag wohl eher nicht: Ich verfranste mich immer mehr, denn alles sah furchtbar gleich aus. Während ich ununterbrochen lief, nahm ich mir mehrfach vor, nur noch bis zur nächsten Biegung zu laufen und dann umzudrehen. Ich dachte, ich würde in jedem Fall leicht zurückfinden. Aber auch das war ein Irrtum, der mir wenig später auf schreckliche Weise bewusst wurde: Ich hatte mich nicht nur verlaufen, sondern fühlte mich plötzlich von hässlichen Gedanken belästigt. Hier hört dich kein Mensch, wenn du schreist, ging es mir durch den Kopf. Dreh dich mal um, ob du verfolgt wirst, trötete es in meinem Hirn weiter, hörst du komische Geräusche? Wegen dieser stressigen Vorstellungen war aus meinem Walken inzwischen ein schnelleres Joggen geworden, obwohl ich das eigentlich gar nicht wollte. Und das Joggen wurde schließlich zum Sprinten. Ehrlich: Ich kann mich nicht erinnern, wann ich das letzte Mal so gerannt war: klitschnass geschwitzt in meiner schönen lila Fleece-Jacke mit dicker Steppweste drüber. Irgendwann riss ich meine musikerfüllten Ohrstöpsel raus, weil mir das Adrenalin bis in den Kopf schoss. Und die Beine wurden immer wackliger, wie Watte.

Mittlerweile irrte ich seit etwa zwei Stunden durch den Wald. Zusätzlichen Druck machte mir mein nächster Termin bei der Gräfin um zwölf Uhr. Die Chance, es pünktlich zu schaffen, war gleich null. Als endlich eine dicke Straße vor mir auftauchte, war ich heilfroh, wenigstens den bösen Waldgeistern entkommen zu sein, doch leider hatte mich – selbst auf der Straße stehend – die Orientierung verlassen. Ich hätte „Kopf oder Zahl“ spielen können, es schien völlig gleich, in welche Richtung ich auch gehen würde. Ich versuchte es mit rechts, doch nach gefühlten zehn Kilometern stand ich vor einem Autobahnschild nach Basel. Da wusste ich, links(!) wäre richtig gewesen. Das einzig Gute war, dass es überhaupt die richtige Straße war. Also rannte ich den ganzen Weg wieder zurück und über den Punkt meiner Rechts-Links-Entscheidung hinaus. Irgendwann erreichte ich letztlich die Klinik – fix und fertig, aber pünktlich zum Mittagessen. Ich entschuldigte mich bei der Gräfin – gemäß meinem ungebrochenen Pflichtbewusstsein – die mich sofort mit ihrer süßen Säuselstimme beruhigte und mir einen neuen Termin gab. Im Irrenhaus war nie etwas schlimm, es wurde auch nie geschimpft. Es bestand lediglich ein ständiges Interesse an allen auftauchenden Gefühlen. Selbst solchen, die man empfand, wenn man sich wie Hänsel und Gretel im Wald verirrt und dabei keine Brotkrümel gestreut hatte.

Am späten Nachmittag war ich zur Rückenschule verabredet: Ich brauchte das Training dringend, denn durch meine Wald-Aktion war ich wieder einmal total verspannt. Nach dem Rückenrichten lag ich eine Stunde lang bei Frau Bringfels in der Turnhalle zur Entspannung – super. Wir lagen auf dem beheizten Boden auf weichen Matten, kein Wunder, dass neben mir bald schon Schnarchgeräusche ertönten. Ich spekulierte eine Weile, wer der Tiefschläfer gewesen sein könnte, dann war ich selbst für eine Weile weg – alles erlaubt. Und als ich abends endlich meinen getrockneten Angstschweiß abduschen konnte, fühlte ich mich wieder ganz als Mensch.

Reflexion: *Puh, wenn ich das heute so lese, kann ich mich noch sehr gut an dieses Angstgefühl im Wald erinnern. Und wenn ich noch weiter zurückdenke, wird mir bewusst, dass mich diese Angst schon sehr oft in meinem Leben kontaktiert hat. Eigentlich bin ich schon mit der Angst auf die Welt gekommen – sozusagen wie Zwillinge. Heute weiß ich, dass ich bereits im Mutterleib unbewusst die Ängste meiner Mutter übernommen hatte. Interessant, dass so etwas möglich ist, nicht wahr? Bei mir war dies definitiv der Fall: Ich fürchtete mich vor fremdem Menschen, vor Dunkelheit, vor Gefahr im Allgemeinen. Selbst als ich schon erwachsen war und in meiner ersten eigenen Wohnung lebte, hatte ich oft ein flaues Gefühl im Bauch, wenn ich abends alleine im Bett lag und Geräusche hörte. Ich malte mir in meiner Fantasie die schlimmsten Geschichten aus, bis mir mein Herz bis zum Hals schlug – nicht gerade angenehm. Ich kenne dieses Gefühl selbst noch aus der Zeit, als ich schon verheiratet war, mein Mann hatte Nachtschicht und ich lag alleine im Bett. Obwohl unter uns unsere Freunde wohnten – ich also noch nicht einmal wirklich alleine war –, steigerten alle Geräusche meine Angst ins Unermessliche ... Wenn man solch ein Gefühl so lange kennt, hält man es irgendwann zwar nicht automatisch für schön, aber meistens für ganz normal. Es gehört zu einem* *dazu. Und man hat keine Vorstellung mehr davon, wie es ohne dieses Gefühl sein könnte. So erging es mir mit der Angst.*

Heute weiß ich endlich, wie es wirklich ohne Angst ist, und sie überwunden zu haben, ist eine riesige Erleichterung für mein Leben. Während ich diese Zeilen schreibe, überkommt mich ein unendliches Glücksgefühl, diesen Weg gegangen zu sein. Ich weiß heute, dass die Angst nur ein Gefühl ist, das sich wünscht, bewusst gefühlt und angenommen zu werden. Die Angst ist nicht mein Feind, sondern sie ist der Gegenpol zu Mut, Freiheit und Freude. Sie hat ebenso ihre Berechtigung im Leben wie positive Gefühle. Das Leben erschafft mir Situationen, um diese Pole auszugleichen, um quasi ein inneres Gleichgewicht zu bekommen. Mehr ist es nicht. In einigen Meditationen beispielsweise konnte ich meine Angst ganz bewusst fühlen und auch würdigen, worauf sie mich hinweisen wollte. Heute ist mir das Gefühl der Angst schon fast fremd, sie muss sich nicht mehr zeigen. Oft schlafe ich mutterseelenallein in einem riesigen Haus, ganz einsam auf dem Land – ganz ohne Angst. DANKE

Wochenende: Bloß raus!

Der nächste Tag war ein Samstag: Wochenende, freie Freizeitplanung. Das war gar nicht so einfach unter Irren. Rolf, die Diva und ich beschlossen, einen Ausflug zu machen. Unser Ziel war eine Schokoladenfabrik, denn wir brauchten dringend Nervennahrung der besonderen Art. Anneliese, eine neue Patientin, fragte, ob sie mit uns fahren dürfe, denn sie selbst war ohne Auto da. Ich war nach wie vor wahnsinnig froh, mit dem Auto angereist zu sein, denn ohne Fahrzeug wären wir an diesem Ende der Welt echt aufgeschmissen gewesen. Natürlich konnten wir einige Ziele mit Bus oder Bahn erreichen, es war jedoch mit einigen Strapazen verbunden ... Nachdem wir die mittlerweile gelbe „Wolke" von den glitschigen Blättern befreit hatten, fuhren wir los. Der Wagen musste unbedingt in die Waschanlage, ich machte mir echte Sorgen, den Schmand später nicht mehr abzubekommen. Aber er fuhr sich auch in Gelb prima.

Die Schokoladenfabrik entpuppte sich als ein Werksverkauf einer bekannten Schokoladenmarke, nur ein paar Kilometer hinter dem Nachbarort gelegen. Gleich daneben – es war ein Outlet – gab es noch andere Marken, die günstigere Ware ab Werk anboten. Wir schlugen gnadenlos zu. Man hätte es auch „Vier Irre im Kaufrausch" nennen können. Jeder hatte ein Einkaufskörbchen voller Süßigkeiten. Es gab nicht nur Schokolade, sondern auch jede erdenkliche andere Art Schnuckereien. Ein Badausstatter bot tolle kunterbunte Handtücher zum halben Preis an: Mitgenommen! Als Tischdecke in meinem Krankenzimmer war es mindestens ein Farbtupfer in dem kahlen Raum. Dazu wurden wir im Jeans-Shop und Schuhladen fündig. So eine Reha kann richtig ins Geld gehen!

Anschließen bummelten wir durch die kleine gemütliche Innenstadt. Das Wetter war herrlich und es sah weiß Gott nicht nach November aus. Die Leute saßen noch in der Sonne in den Straßencafés und genossen es. Bis wir vier Irren uns aber einigen konnten, was und wo gespeist werden sollte, war die Sonne leider fort und wir mussten in ein Lokal einkehren. Diesmal hatten wir uns sogar ordnungsgemäß vom Mittagessen im „Hotel" abgemeldet – wie es sich gehört. Und zwar für beide Tage! Wir aßen aufgebackenen Flammkuchen, der aus der Tiefkühltruhe kam. Hätten wir draußen gesessen, hätten wir eventuell gedacht, er wäre frisch zubereitet worden. Da wir aber fast direkt vor dem Ofen saßen, sahen wir die ganze Wahrheit der Elsässer Spezialität. Immerhin besser als der Eintopf, den es in der Klinik gegeben hätte. Schließlich war Wochenende ...

Aus einem urigen Lädchen schauten uns süße Hunde- und Katzenbabys an, die auf ihren Kuscheldecken lagen. Sie atmeten sogar, doch es waren nur wirklich gut gemachte Attrappen. Rolf war gleich hin und weg: Er stand eine gefühlte Stunde vor den Stofftieren und überlegte, seinen Töchtern solch ein Fake-Tier mitzubringen. Und tatsächlich, nach einiger Zeit verließ er den Laden mit einem Karton mit Luftlöchern und dem Spruch „Adoptiere mich!" darauf. Er sagte, er hätte sich für die „Muschi" entschieden. Für uns drei albernen Hühner war das wieder ein Brüller der Sorte „Lachanfall". Stundenlang hatten wir Spaß, indem wir Rolf mit seiner „Muschi" aufzogen. Noch später, beim Abendbrot, erzählten wir allen, dass Rolf wohl später käme, weil er noch seine „Muschi" zu versorgen hätte und diese ja auch gebürstet werden müsste. Ist es eigentlich normal, dass man wegen so eines albernen Gelabers Tränen lacht, obwohl man bei den meisten Comedy-Sendungen nicht mal aus Höflichkeit die Mundwinkel hochziehen würde? Dies war und ist bei mir definitiv der Fall. Aber gehörte ich deshalb in die Klapse?

Während des Essens an diesem Abend beschäftigten uns noch andere brisante Themen: Nach und nach verstopften nämlich die Toiletten im Haus. In der vergangenen Woche lief bereits die gemeinschaftliche Toilette im Erdgeschoss über. Diesmal gab es Probleme mit dem Klo einer Tischnachbarin. Es war so: Der hilfsbereite – aber nicht allzu helle – Hausmeister griff mit dem Arm in ihren Lokus, um anschließend mit der gleichen Hand beruhigend ihre Schulter zu klopfen. Pfui Spinne, das war eklig und eine passende Story zum Abendessen. Wir lästerten noch eine Weile weiter und befürchteten schließlich, dass die alte Bude aufgrund dessen, dass sie zwei Jahre lang leer gestanden hatte und nun immer mehr Patienten hier herkamen, so langsam den Geist aufgab und den Belastungen nicht mehr standhielt. Die alten Rohre hatten genug Sollbruchstellen und viele Patienten hatten Probleme mit der Heizung: Entweder war sie kalt oder sie rauschte so laut, dass es nicht zum Aushalten war. Der Gedanke, dass wir alle in der Freude angekommen waren, die ersten(!) Gäste einer nagelneuen Klinik zu sein, konnte nur noch zur Belustigung beitragen.

Für den Rest des Abends blieb es lustig: Wir fuhren mit zwölf Leuten per Bus und Bahn in die Stadt, um dort in netter Atmosphäre etwas zu trinken. Dort sollte es samstagabends Musik geben, und einige von uns hofften, das Tanzbein schwingen zu können. Als gerade so richtig die Stimmung dazu aufkam, mussten wir jedoch schon wieder die Heimreise ins „Hotel“ antreten – zurückversetzt in die Teenagerzeit: Gehen, wenn es am schönsten ist.

Reflexion: *Viele Gefühle, die ich während der Reha-Zeit erfahren durfte, erinnern mich stark an meine Zeit als Teenager. Heute weiß ich, wie gefangen ich mich oft fühlte, und zwar unabhängig von Schule oder Freizeitgestaltung. Mein Ziel war es immer, von jedem gemocht zu werden, es möglichst jedem recht zu machen. Dabei blieb ich selbst oft auf der Strecke. Niemals hätte ich gewagt, jemandem meine Meinung zu sagen, dem diese hätte nicht gefallen können. Das Risiko war zu groß. Bloß keine Konflikte, bloß nicht auffallen, bloß nicht laut werden! Das waren Glaubenssätze, die in mir tief verankert waren. Ich hatte zu Hause gelernt, immer brav zu sein und mich anzupassen, so, wie meine Mutter es schon von ihrer Mutter übernommen hatte. Und mit meiner Mutter hatte ich als Teenager nicht gerade wenige Probleme. Ich erinnere mich an eine Situation, in der ich gar nicht brav gewesen war. Ich hatte im Warenhaus Radiergummis mit Duft geklaut und war dabei erwischt worden – der Hausdetektiv hatte meine Eltern informiert. Es war die Hölle: Meine Mutter drohte damit, mich ins Heim zu geben, und sagte, ich wäre nicht mehr ihre Tochter, denn sie schämte sich so sehr für mich. Besonders ausge-*

prägt waren ihre Sorgen, was andere Leute über uns denken könnten. Pflichten, wie Nachbarn nett zu grüßen und Tanten zum Geburtstag zu gratulieren, hatten höchste Priorität. Ich fühlte mich häufig genervt von ihr, die es ja immer nur „gut meinte". Und das hielt bis zur Zeit meines Burn-out an. Unser Verhältnis hat sich erst durch meine heutige Sicht auf die Dinge, durch das Finden und Leben meines wahren Wesens und das dadurch entstandene Verständnis für meine Mutter wirklich geändert. Wir haben nun eine schöne, gesunde Mutter-Tochter-Beziehung, und ich kann sie so lieben, wie sie ist. DANKE.

Einmal Schussel, immer Schussel

Sonntag: Eigentlich hatten wir einen Ausflug zu einem schönen See geplant, aber leider spielte das Wetter nicht mit, es war grau und regnerisch, dazu so kalt, wie man es für den November erwartete. An diesem Tag war ich absolut keine Frau der Entscheidung, was mir auch sonst öfters passiert. Es war schon schwierig, das Tablett für mein Frühstück zu beladen, obwohl es bei der mickrigen Auswahl eigentlich wirklich nicht hätte schwerfallen dürfen. Nun ja, ich schwankte zwischen Marmelade und Nutella. Zusätzlich hielt ich es für eine große Herausforderung, am Tisch so vollständig bestückt anzukommen, dass ich nicht noch einmal aufstehen würde müssen. Bis jetzt hatte ich es noch nicht ein Mal geschafft! Ich vergaß einfach ständig irgendetwas: Milch für den Kaffee, die Tasse selbst oder das Besteck. Täglich fehlte mindestens eine Sache. Ich fragte mich, woran das wohl liegen mochte. Ich hatte doch genügend Zeit, und mein Kopf war doch längst nicht so überfordert wie daheim. Ich konnte mir keinen Reim darauf machen ...

Manchmal war ich sogar so schusselig, dass ich in einer falschen Station landete. Ich stand dann vor meinem Zimmer – nur eine Etage zu hoch. Statt der

Nummer 220 stand dann die 320 an der Tür. Und das passierte mir nicht nur einmal. Wie ließ sich das bloß erklären? Ich war doch nicht ständig in Gedanken versunken? Richtig übel wurde es an diesem Sonntag: Anneliese und Michaela, die im Zimmer über mir wohnte, fragten mich, ob wir gemeinsam in die Therme gingen. Es erschien an diesem grauen Tag das Sinnvollste, also packte ich meine Tasche – natürlich mit dem Gedanken: „Bloß nichts vergessen!" Als ich jedoch im Bikini im Umkleideraum des Wellnessbades stand, bemerkte ich, dass irgendetwas fehlte: richtig! Es waren die Badeschlappen. Ein Graus für mich, mit nackten Füßen herumlaufen zu müssen! Ich konnte weder vor Ort welche kaufen noch das Bad wieder verlassen, also musste ich es so hinnehmen. Besonders ekelte es mich an, barfuß auf die Toilette zu gehen. Man konnte ja nicht wissen, in was für einer Brühe ... Ich versuchte, auf den Fersen zu gehen, aber es musste ziemlich bescheuert ausgesehen haben und brachte auch sonst keine Vorteile. Soviel zum Thema Vergesslichkeit.

Unabhängig davon war es ein schönes Badeerlebnis. Ich genoss die Massagedüsen im Außenbereich. Und ich lernte etwas dazu: Wenn der Gong schlug, verließ jeder seine Düse und platzierte sich vor der nächsten. Allerdings war es mir nicht sofort klar, denn zunächst bemerkte ich nur, dass ein großer Mann auf mich zukam – näher und näher – und ich dachte: „Was will der bloß, will der mich plattmachen?“ Knapp daneben. Er wollte meine Massagedüse und klärte mich auf. Woher sollte ich das auch wissen oder gehörte das zur Allgemeinbildung? Mir jedenfalls war es neu. Vielleicht galten diese Baderegeln ja auch nur in diesem Bundesland. Es war ja schließlich einiges ganz anders als bei uns im Ruhrpott ... Nach dem Schwimmen gönnten wir uns noch ein Essen im integrierten Restaurant. Ich hatte mich schon die ganze Zeit auf ein Zigeunerschnitzel mit Pommes gefreut, angeblich sollten die Schnitzel dort sehr gut sein. Leider, leider war die Beilage nicht nach meinem Geschmack: Das Zigeunerschnitzel wurde in einer dünnen plärrigen Soße mit Rotkohl serviert und die Pommes dazu in einer Schale. Ich traute meinen Augen nicht! Was hatte der Rotkohl dort zu suchen? Wohl oder übel aß ich meinen Teller leer, letztlich schien mir die Alternative der Klinik-Schnittchen nicht attraktiv genug, um auf den Rotkohl zu verzichten. Das Ganze lag mir später so schwer im Magen, dass ich nicht einschlafen konnte.

Reflexion: *Ich war schon immer der Meinung, schusselig und vergesslich zu sein. Das Leben konnte also gar nicht anders, als mein Denken zu bestätigen. Ständig passierten mir Missgeschicke, denn ich war ja schon immer ein „Baselkopp“. Zwar konnte* *ich auch manchmal über mich lachen, oft war es aber auch nervig. Zum Beispiel, wenn ich ständig meine Schlüssel suchte oder meinte, meine Geldbörse verloren zu haben. Oder wenn ich in der Küche stand und mich fragte, was ich denn wohl hier wollte. Es kam auch vor, dass ich eigentlich gerade die Blumen gießen wollte, unterwegs aber über den Müll stolperte und schnurstracks damit zur Mülltonne in den Hof lief. Mir fiel es oft schwer, Entscheidungen zu treffen, auch wenn es sich dabei oft um nicht wirklich wichtige Dinge handelte. Ich war einfach nicht wirklich klar, aber das war mir damals nicht bewusst.*

Heute weiß ich, dass die Ursache für meine Schusseligkeit und Vergesslichkeit genau in dieser absoluten Unbewusstheit lag. Ich war meistens, während ich handelte, nicht wirklich bei mir selbst. Nicht in dem Moment, nicht an dem Ort, nicht bei dem Tun, sondern in Gedanken schon ganz woanders, mit etwas anderem beschäftigt und mindestens schon zwei Schritte voraus. Das machte es mir so gut wie unmöglich, klar und konzentriert in der Gegenwart zu sein und nur bei dem, was ich gerade tat. Ich musste lernen, präsent zu sein und nicht abzuschweifen. Ich meditierte und übte, bis es mir gelang. Heute kann ich mich nicht erinnern, wann ich das letzte Mal etwas gesucht hätte, geschweige denn mich durch Suchen hätte nervös machen las-

sen. Und auch das sehe ich absolut als Erweiterung meiner Lebensqualität. Ich habe inzwischen kein Problem mehr damit, Entscheidungen zu treffen. Ich habe mir Klarheit in meinem Leben gewünscht und alleine diese Absicht bringt schon Veränderung mit sich. Durch bewusstes Handeln im Hier und Jetzt darf sich diese Klarheit immer noch weiter und stärker integrieren. DANKE

Ja sagen und Haare schneiden

Komisch, es gab immer noch dieses beunruhigende ständige Auf und Ab meiner Stimmungen. Nach Ansicht der Therapeuten bedeutete dies, dass sich etwas in mir bewegte. Mir jedoch gefiel dieser Auf-und-ab-Zustand gar nicht.

An diesem typisch blöden Montag hatte ich ein Gefühl beim Aufstehen, als ob ich zur Arbeit müsste. Es konnte aber auch an der unruhigen Nacht gelegen haben, denn ich hatte jede Menge Quatsch geträumt. Nach jeder Traumsequenz war ich wach geworden und hatte über den Quatsch nachgedacht. Einmal war ich so mit meiner Tante Margot beschäftigt, die ich seit Jahren nicht gesehen und an die ich auch seit Ewigkeiten nicht gedacht hatte. In einem anderen Moment erlebte ich meine Chefin in der Friseur-Ausbildung. Ich hatte keine Ahnung, warum sich diese Personen in meine Träume schlichen. Und noch weniger Ahnung, warum ich danach stundenlang wach lag. Gegen drei Uhr nachts nahm ich mir dann mein Buch und las ein wenig, bis ich wieder müde wurde. Doch kaum hatte ich die Augen geschlossen, befand ich mich schon wieder direkt im Kino der ungewöhnlichen Filme aus dem Unterbewusstsein. Dementsprechend war meine Laune heute Morgen: Ich war gereizt.

Die anderen hatten früh einen Vortrag, der sonderbarerweise nicht in meinem Plan stand. Aufdrängen wollte ich mich nicht und verzog mich nach dem Frühstück noch einmal auf mein Zimmer. Ich ruhte ein wenig, bis auch ich mein Programm starten sollte: Terrain-Training in der zweiten Gruppe – juhu! Irgendwer hatte meine Zuordnung geändert, jetzt war ich nicht mehr bei den langsamen Schnecken. Ich freute mich, allerdings hielt es nicht lange an. Der nächste Schock lauerte, als sich herausstellte, dass es sich wieder nicht um die gewünschte Gruppe handelte, sondern nur um eine neue, die ebenfalls Schneckentempo betrieb. Ich verstand die Welt nicht mehr; warum konnte ich nicht einfach zu meiner Tischgruppe wechseln, um gemeinsam mit ihnen durch den Wald zu rennen? Stattdessen quatschte ich nun eine geschlagene Stunde lang mit einer sehr netten Frau bei einem gemütlichen Spaziergang.

Anschließend stand meine zweite Musiktherapie-Stunde auf dem Plan. Ich war mir sicher, ich würde dieses Mal nicht heulen wie beim letzten Mal, als beim Meeresrauschen alle Tränen-Dämme brachen. Ich steckte mir zur Sicherheit aber doch ein Tempo ein, es konnte ja nicht schaden. Und richtig! Die

Vorsorge war keine schlechte Idee gewesen. Es hatten sich schon wieder ein paar Liter Salzwasser angesammelt, die unbedingt meinen Körper verlassen wollten. Dabei sollte ich nur die Augen schließen und mich entspannen! Die Therapeutin wollte einige Klänge auf der Harfe für mich spielen: Knopfdruck! Mit dem ersten Ton spritze es aus meinen Augen. Ich konnte es nicht fassen. Musik war tatsächlich nicht zu überlisten. Und ich durfte wieder den restlichen Tag mit brennenden roten Augen durch die Gegend laufen. Prima! Ich war also eine echte Heulboje.

Ich hatte mich wieder einmal unbeabsichtigt in eine ungewollte Nummer verzettelt, denn der Frau, mit der ich beim Walken gequatscht hatte, klagte mir in einem Augenblick meiner Unaufmerksamkeit ihr Leid wegen ihrer schwierigen feinen Haare. Sie müsste dringend zum Friseur ... Ohne zu überlegen, sagte ich ihr, dass ich eine Schere hätte und ihr die Haare schneiden könnte. Eine Sekunde später bereute ich es schon. Und nach zwei Sekunden kam zum Schneiden auch noch das Färben dazu: super! Das war schon wieder ein Ballast, den ich nicht brauchte. Aber typisch ich ... Meine Haarschneidefähigkeit verbreitete sich wie ein Lauffeuer. An allen Ecken wurde ich gefragt, ob ich mal eben fix jemanden frisieren würde. Wahrscheinlich war das meine persönliche Herausforderung, meine persönliche

Challenge –wie es im „Big-Brother"-Haus genannt wird. Ich musste lernen, Nein zu sagen. Was für ein Dilemma! Und ich hatte es mir mal wieder selbst eingebrockt. Aber aus dieser Nummer kam ich nun nicht mehr raus: So begleitete ich Jola – meine Neukundin polnischer Abstammung – nach dem Abendessen auf ihr Zimmer. Zur Kräftigung vor der Arbeit musste ich eine Schachtel köstlicher Pralinen essen: Es war eine Geschmacksexplosion im Mund, zumal nach dem frustrierenden Abendbuffet. Wir schritten zur Tat: Jola hatte das Badezimmer schon in einen Friseursalon verwandelt. Zwischen Klo und Dusche stand ein Stuhl und es war so eng, dass ich gar nicht wusste, wie ich mich bewegen sollte. Einen Umhang hatten wir nicht, so musste ein wertvolles Handtuch geopfert werden. Rares Gut bei uns, denn nur mit Glück wurden die Handtücher gewechselt. Es kam sogar vor, dass ein schmutziges Handtuch mitgenommen und kein(!) neues gebracht wurde. Ein paar Mal musste ich mit einem kleinen Händehandtuch auskommen. So konnte auch das Duschen mit langen Haaren zu einer Herausforderung werden. Zur Grundausstattung gehörten zwei Handtücher, die theoretisch zweimal pro Woche gewechselt werden konnten – wie gesagt, mit Glück ...

Während des Schneidens wurden wir durch das Telefon gestört. Ich meldete mich an Jolas Apparat und hatte die Nachtschwester am Telefon. Sie war auch auf der Suche nach mir: was für ein Zufall. Wir beide sollten ins Schwesternzimmer kommen, um uns die geänderten Terminpläne abzuholen. Dabei fiel ihr aber nicht auf, dass Jola einen Kopf mit zwei verschiedenen Haarlängen hatte. Offensichtlich war sie dafür nicht ausgebildet ... Ich konnte mir das Lachen kaum verkneifen. Bei der Gelegenheit fiel mir ein, dass ich mir ohnehin im Schwesternzimmer – laut Anweisungen der Gräfin – eine Tablette für die Nacht holen sollte. Ich sollte sie testen, da ich ihr von meinen Schlafstörungen erzählt hatte. Nun ja, da nahm ich das halbe Tablettchen im Becherchen doch gleich mit, um es später in Jolas Zimmer zu vergessen. Jola hatte dann leider meine Zimmernummer vergessen, als sie das fremde Medikament bei sich entdeckte. Und so brachte sie es brav zurück zum Schwesternzimmer. Diese riefen mich dann wieder an. Es war bereits nach zehn Uhr, als ich bereits schön gereinigt in meinem Schlafanzug im Bett lag. So taperte ich dann noch mal zum Schwesternzimmer, um das reisende Tablettchen wieder in Besitz zu nehmen. Und auch die dazugehörige Standpauke der Schwester, weil ich mein Medikament in einem fremden Zimmer vergessen hatte. Eigentlich hätte niemand etwas in einem fremden Zimmer zu suchen ...

Das war also die Aktion „Haareschneiden mit Unterbrechungen“. Mit Taschentüchern und Klopapier hatten wir nach der Vollendung des Schneideaktes versucht, die Haare aufzusammeln, aber es hatte nicht funktioniert. Jola war einer Eingebung gefolgt, indem sie im nächsten Anlauf alles in eine Ecke zu föhnen begann, doch auch das war keine brillante Lösung. Ich hatte zwischenzeitlich die Befürchtung gehabt, spätestens die Putzfrau würde bald hinter unsere geheime Aktion kommen – aufgrund schlechter Spurenbeseitigung. Aber das sollte ja nicht mein Problem sein, außerdem war Jola überglücklich mit ihrem neuen Haarschnitt.

Reflexion: *Zu der Zeit der Reha stellte selbst das Schlafen ein Problem dar. Heute weiß ich, dass die komischen Träume auch Wegweiser meiner Seele waren, die mich anleiteten, mir bestimmte Lebensthemen anzuschauen. Es war auch möglich, dass in meinen Träumen bestimmte Erlebnisse oder Erfahrungen verarbeitet wurden. Es ist so: Oft werden wir in Träumen mit Gefühlen konfrontiert, die uns aus unserem Alltag bekannt sind, auch wenn sie sich in den Träumen in ganz sonderbaren Situationen zeigen. Manchmal fällt es schwer, die Zusammenhänge zu erkennen, besonders wenn darin Menschen auftauchen, an die wir gar nicht mehr denken. Dabei müssen die betreffenden Personen selbst nicht unbedingt das Thema darstellen. Diese Verarbeitungs-*

prozesse des Unterbewusstseins sind ein sehr interessantes und weites Gebiet, mit dem ich mich heute mehr und mehr beschäftige. Mittlerweile gelingt es mir manchmal sogar, meine Träume zu steuern, aber auch dies ist eine Sache der Übung.

In der Klinik wurde ich oft nachts wach und mein Gedanken-Karussell startete direkt. So etwas passierte, weil ich mir tagsüber nicht wirklich Zeit für mich, meine Gedanken, Gefühle und auftauchenden Schwierigkeiten oder Erfahrungen nahm. Meine Träume transportierten dann das übrig gebliebene innere Chaos, sie mussten mich nachts wecken – quasi wachrütteln. Schlafmittel sind daher keine dauerhafte Lösung, sondern eher nur eine weitere Möglichkeit, etwas noch tiefer zu unterdrücken. Hilfreicher ist es – wie ich heute weiß –, beim nächtlichen Wachwerden direkt aufzuschreiben, was an Gedanken und Gefühlen in mir auftaucht. So sind sie erst einmal raus aus dem Kopf. Fakt ist, dass selbst das Nicht-schlafen-Können seinen Sinn hat: Auch auf diesem Weg wollen Körper und Seele mir etwas mitteilen ... Inzwischen freue ich mich jeden Abend auf mein schönes Bett. Ich lasse dort den Tag noch einmal Revue passieren, bedanke mich für die Geschenke des Tages, schlafe ein und wache morgens ausgeruht und fit wieder auf. Schlafstörungen gibt es nicht mehr, ich schlafe wie ein Baby.

Zum Thema „Haareschneiden“ möchte ich ein wenig ausholen: Ich besuchte als Teenager das Gymnasium, wo ich mich nie wirklich wohl und zugehörig fühlte. Zwar hatte ich in der Grundschule beste Noten gehabt, weshalb mir überhaupt das Gymnasium empfohlen worden war, doch in Wirklichkeit war es dann eine Qual für mich: Das Lernen fiel mir in den höheren Stufen schwer und nur mit Mühe und Not schaffte ich es bis zur zehnten Klasse, ohne sitzen zu bleiben. Auf das Abitur wollte ich gerne verzichten und suchte deshalb eine Lehrstelle im Büro. Meine Noten waren in Deutsch besser als ausreichend, doch überzeugen konnte ich damit nicht, sodass alle Bewerbungen erfolglos blieben. Es sah so aus, als müsste ich doch in die Oberstufe wechseln. Eines Tages erzählte mir meine Mutter, sie hätte einen Zettel an der Tür eines kleinen Friseursalons gesehen: Sie suchten ein Lehrmädchen. Prompt bewarb ich mich, wurde angenommen und begann tatsächlich eine Lehre, obwohl mich der Beruf vorher in keiner Weise gereizt hatte. Diese drei Jahre hatten mit Spaß nicht viel zu tun. Aber ich konnte danach Haare schneiden – und kann es immer noch. Ich schneide meiner Familie öfters die Haare und freue mich einfach darüber, es tun zu können. Aber in all den Jahren vor meinem Burn-out sah es so aus wie an dem Tag mit Jola in der Reha: Ich wurde oft gefragt und konnte nicht Nein sagen. Oft schnitt ich

Bekannten die Haare und die haben dann noch Tante Käthe & Co dazugeholt. Machst du die auch eben noch? Ja klar! Und dabei hatte ich eine riesige Wut im Bauch auf die dreisten Menschen, die mich fragten, und natürlich auch auf mich, weil ich zu blöd war, die Anfragen einfach abzulehnen. Solche Situationen gibt es in meinem jetzigen Leben nicht mehr. Ich bin in der Lage, ohne schlechtes Gewissen abzulehnen, was ich nicht möchte. Ich stehe hundertprozentig zu mir und gehe keine faulen Kompromisse mehr ein. Und ich habe nicht mehr das Bedürfnis, es allen recht zu machen. Ich habe eher das Gefühl: Je mehr ich es mir selbst wirklich recht mache, desto mehr kann auch meine Umwelt davon profitieren.
DANKE

Ekel-Dinner

Meine Nackenschmerzen wurden mit der Zeit in der Reha immer schlimmer. Ich schätzte – und meine Physiotherapeutin bestätigte meine Annahme –, dass ich im Schwimmbad viel zu lange vor der Massagedüse gestanden hatte und so die Knochenhaut gereizt worden war. Es konnte die mittlere Stelle am Rücken kaum noch berührt werden; es fühlte sich an wie ein riesiger blauer Fleck. Tja, hätte ich die Gong-Regel früher gekannt, wäre das nicht passiert. So aber tat mir nun alles weh, wahrscheinlich hatte ich es auch mit den Übungen übertrieben, die ich zur Hausaufgabe bekommen hatte. Ich war eben doch ein Streber! Als Frau Bringfels mich behandelte, war sie sprachlos: In welch absurden Zustand hatte ich meinen Nackenbereich gebracht? Ich hatte wohl ein Talent, meinen Körper in Schwierigkeiten zu bringen. Ich verstand selbst nicht, woher diese ständigen Verspannungen kamen und warum die Schmerzen schlimmer statt besser wurden ...

Nach der Behandlung hatte ich etwas Freizeit bis zum Mittagessen. Zur optimalen Nachwirkung sollte ich mich – laut Anweisung – in einer bestimmten Position auf das Bett legen – selbst das tat weh. Aber gut Ding braucht Weile ... Ich freute mich auf das Mittagessen: Es sollte Hähnchenbrust mit Currysoße und Reisnudeln geben. Umso größer war die Enttäuschung, als ich nach ewig langem Schlangestehen an die Reihe kam und das Fleisch sah. Das war nie im Leben Hähnchen, geschweige denn Hähnchenbrust. Von Fett durchzogene dunkle Fleischscheiben lagen dort: Ich tippte auf Schweinenacken. Aber ich fragte zur Sicherheit doch mal nach, ob es vielleicht doch Fleisch vom Geflügel wäre. Als der Koch versicherte, es handele sich um Huhn, dachte ich, er würde wirklich glauben, er hätte es mit einer Bekloppten zu tun. Wenig später sezierte ich mein Fleischstück auf meinem Teller am Tisch, die anderen taten es ebenso. Jedoch waren wir uns in diesem Fall alle einig, dass es weder im Aussehen noch im Geschmack irgendwelche Ähnlichkeiten mit Hühnchen gab. Überdies: Die Reisnudeln entpuppten sich als Suppennudeln. Lediglich in der Currysoße konnten wir einen leichten Currygeschmack feststellen. Ich war richtig sauer und beschloss, mir am kommenden Abend ein richtiges Stück Fleisch bei „Mc Doof“ zu gönnen. Die Lust darauf verspürte ich schon seit Tagen ...

Nach meiner Nordic-Walking-Stunde – natürlich immer noch in der langsamen Gruppe – hatte ich nichts mehr auf meinem Tagesplan vorgemerkt. Ich fuhr mit der gelben „Wolke“ zur Bahnhaltestelle und dann mit der Straßenbahn in die nächste Großstadt.

Dort schrieb ich ein paar Ansichtskarten, wobei ich feststellte, dass mir bei zwei Adressen die Hausnummern fehlten. Ich packte die beiden Karten etwas abseits in die Tasche und rief meine Mutter per Handy an: Sie kannte die Hausnummern. Genau in diesem Augenblick sah ich, wie der Briefkasten geleert wurde. Schnell warf ich mit der einen Hand die unfertigen Karten in den Sack des Postbeamten, in der anderen Hand hielt ich das Handy mit der Mama dran. Wie es schien, hatte ich meine Multitasking-Fähigkeit bereits verloren: Ich hatte es geschafft, die beiden Karten ohne die Hausnummern in den Sack zu werfen. Vor lauter Schreck setzte ich mich erst mal auf eine Bank und konzentrierte mich nur auf das Telefonieren – und darauf, meine Tasche festzuhalten. In der Großstadt lief viel Gesindel herum, Warnspruch von Mama, da sollte ich wohl auf mein Hab und Gut achtgeben. Vielleicht war aber genau das ein Anflug solcher Angstattacken, nach denen ich in der Klinik schon des Öfteren gefragt worden war? Was war normal? Und was war übertrieben? Und was bedeutete es überhaupt, „normal" zu sein?

Später schickte mir meine Mutter die fehlenden Hausnummern per SMS noch einmal. So hatte ich die Gelegenheit, neue Karten zu kaufen und zu schreiben ... Meine ganz persönliche, tröstende Belohnung mit einem „Royal-TS"-Menü bei „McDonald's" gelang mir jedoch richtig gut. Satt und kulinarisch befriedigt fuhr ich zurück zur Ballaburg.

Reflexion: *Zum Thema „Essen": Ich habe schon immer gerne gegessen und mich auf leckere Speisen gefreut. Lecker, das hieß für mich meistens auch fett und kalorienreich. Und das war ein Problem, welches ich ein Leben lang zu haben meinte. Ich war davon überzeugt, eine Veranlagung zum Dicksein in mir zu tragen. Schon in jungen Jahren wurde mir prophezeit, ich bekäme die übergewichtige Figur meiner Mutter. Ebenso Mutters Cellulite inklusive Reiterschenkeln. Schon im Teenageralter war ich neidisch auf meine Freundin, die sich nach einem Discobesuch nachts noch eine Pizza reinspachteln konnte, ohne zuzunehmen. Ganz im Gegenteil: Sie trug Jogginghosen unter der Jeans, um einen knackigen Hintern zeigen zu können. Sie fand sich selbst im Übrigen zu dünn. Bei mir war es ganz das Gegenteil: Nach dem Genuss einer Pizza oder von Pommes mit Majo hatte ich direkt ein Kilo mehr auf der Waage. So musste ich mein Gewicht selbstverständlich unter ständiger Kontrolle halten. Und wenn ich schließlich mein für mich erlaubtes Maximalgewicht erreicht hatte, zwang ich mich dazu, fünf Kilo runterzuhungern. Dann war ich stolz auf mich, wenn ich mit knurrendem Magen eingeschlafen war. Ich befand,* *dass mein Bauch am nächsten Tag direkt flacher geworden war. Oder ich ersetzte Mahlzeiten durch Diät-Drinks, nur um nach solchen Abnehm-Phasen wieder leckere Dinge essen zu dürfen. Ich zählte Kalorien und Fettpunkte nach dem „Weight-Watchers"-Prinzip. Daher wusste ich, Croissants und Bratwurst waren Todsünden – mit ihren 20 Fettpunkten, die so ungefähr die erlaubte Menge für einen Tag bedeuteten. Diesen Stress hatte ich mir wirklich sehr lange angetan: vom Teenie-Alter bis zu der Zeit meiner inneren Wandlung – das waren fast 30 Jahre. Puh! Wie anstrengend das gewesen war, wenn ich heute daran zurückdenke. Damals war es für mich absolut normal: Ich hatte Pech gehabt, was meine Figur betraf, und daher musste ich immer aufpassen, um bloß nicht dick zu werden. Ehrlich gesagt, so richtig wohl fühlte ich mich nie in meinem Körper, meine Oberschenkel waren mir immer zu wabbelig, und zwar unabhängig davon, wie viel ich gerade wog. Die Orangenhaut-Dellen waren immer vorhanden; ich erinnere mich sogar daran, dass ich mir einmal die Beine blutig massiert hatte mit einem harten Anti-Cellulite-Massagegerät. Ich wollte es einfach weghaben, es störte mich ...*

Die Frage nach meinem Körpergewicht hat sich inzwischen komplett aufgelöst. Manchmal erscheint es mir wie ein Wunder, wenn ich darüber nachdenke, aber ich verstehe heute die Zusammenhänge:

Durch die Kraft meiner Gedanken und der Überzeugung, dass ich durch meine Mutter zum Dicksein verdonnert war, benahm sich mein Körper tatsächlich genau so. Ich hatte mir diesen Zustand unbewusst selbst kreiert. Die Macht meiner Gedanken war also wirklich nicht zu unterschätzen ... Fakt ist, dass sich mein Körper während meiner Transformation völlig verändert hat. Ich esse heute, worauf ich Lust habe, und ich kann sagen, ich habe noch nie so viel nach Lust und Laune gegessen wie in den letzten Jahren. Eine Waage gibt es in meinem Haushalt nicht mehr. Ich esse zu jeder Tages- und Nachtzeit, immer wenn mir danach ist. Sogar Croissants und Currywürste und auch viele Süßigkeiten. Und ich war noch nie so schlank, wie ich es jetzt bin. Meine Beine sind straff, es gibt keine Dellen mehr, obwohl ich sportlich nicht besonders aktiv bin. Mich begleitet das neue Denken, dass ich essen kann, was ich möchte, und so ist es tatsächlich! Ich liebe meinen Körper so, wie er ist. Und ich habe nicht die Figur meiner Mutter bekommen! Diese Wandlung ist einfach nur phänomenal, sehr, sehr interessant; und ich fühle mich unendlich erleichtert ... DANKE

Komische Wehwehchen

Der umschwärmte Dr. Matthew hatte mich zu sieben Uhr morgens zum Ultraschall meiner Blase bestellt. Bei der Visite hatte ich ihm von meinen jahrelangen sonderbaren Stichen in der Seite erzählt; es fiel mir schwer, diese Schmerzen zu beschreiben. Ich hatte es während der letzten Jahre schon bei einigen Ärzten versucht, aber man war nie zu einem Ergebnis gekommen. So hatte ich seither damit irgendwie gelebt, dass alle paar Wochen das Seitenstechen wieder auftrat und spätestens nach zwei Tagen wieder weg war. Daher nutzte ich natürlich jetzt gerne die Chance, dass Dr. Matthew sich Zeit dafür nahm: Mit voller Blase – wie vereinbart – saß ich vor seiner Tür. Nichts tat sich, außer dass mein Harndrang immer stärker wurde. Viele Leute waren auf dem Weg zu frühen Anwendungen oder zum Frühstück; sie liefen an mir vorbei und machten dumme Sprüche, wenn sie mich auf dem Rückweg immer noch dort hocken sahen. Nach 45 Minuten hielt ich es nicht mehr aus und fragte unten im Schwesternzimmer nach: Endlich durfte ich zur Toilette, denn der gute Doktor hatte verschlafen! Ich war ziemlich sauer, dass ich nicht vorher informiert worden war. Durch das lange Warten bekam ich prompt wieder die blöden Stiche – na super!

Die nächste Überraschung wartete bereits in der Einzel-Psychotherapie: Mein Mann wollte mich am Wochenende besuchen und ich bat meine Therapeutin um die Erlaubnis, eine Nacht mit ihm im Hotel zu verbringen. Ich wusste genau, dass andere das auch schon so gemacht hatten und war deshalb guter Dinge und ohne Bedenken. Jedoch bekam ich zur Antwortet, eine Nacht wäre – in meinem Fall! – erlaubt, aber nur, weil ich fünf(!) Wochen bleiben müsste. Ich war geschockt! Meine Verlängerung stand also schon längst fest, nur ich, die es betraf, wusste von nichts. Ich hatte also viel zu früh Bergfest gefeiert, fiel mir sofort ein, und hielt die Klinik für einen komischen Laden, in dem man als Betroffener die Hiobsnachrichten als Letzter zu hören bekam. Oder wurde ich etwa nicht für voll genommen, weil ich ein „Psycho" war? Jedenfalls war meine Therapeutin überrascht, weil ich überrascht war. Wer hätte es mir denn sagen müssen? Oder hatte man mich gar nicht erst zu fragen? Ja, war ich denn bereits entmündigt und wusste nur noch nichts davon? ...

Nichtsdestotrotz konnte ich mich bald an den Gedanken gewöhnen, meinen Aufenthalt zu verlängern. Meine Diva musste schließlich auch fünf Wochen bleiben und so würden wir zusammen die Biege machen können. Tatsächlich hatte ich auch echte Bedenken, dass vier Wochen nicht ausreichen würden, und mit diesen Schmerzen wollte ich einfach nicht nach Hause fahren. Als ich beim Mittagstisch diese News den anderen mitteilte, durfte ich feststellen, dass die meisten sowieso länger bleiben mussten und sich darüber freuten, wenn ich ihnen weiterhin Gesellschaft leistete.

Obendrein gab es an diesem Tag wieder Tratsch: Eine Ärztin hatte kurzfristig das Handtuch geworfen, und der gute Dr. Matthew musste notgedrungen deren Patienten übernehmen. Das konnte natürlich nicht funktionieren! Meine Sonderbehandlung der Blase schminkte ich mir innerlich schon mal ab. Es war schon ziemlich paradox, dass wir uns in einer psychosomatischen Stress-Klinik befanden, in der das Personal per se überfordert war und täglich Überstunden leisten musste – Stress pur! Außerdem: Es kamen von Woche zu Woche mehr Patienten; das Haus wurde immer voller, nur standen deshalb nicht automatisch auch mehr Ärzte und Therapeuten zur Verfügung, eher weniger. Sie arbeiteten ohne Pausen und das ständige Chaos nahm kein Ende; es gab keine Aussicht auf Entlastung und Entspannung. Ich bewunderte letztlich diejenigen Mitarbeiter, die trotz des enormen Arbeitspensums noch immer ein Lächeln auf den Lippen hatten und uns als Patienten das Gefühl gaben, wichtig genommen zu werden – sofern wir überhaupt einen Termin ergattert hatten ...

Nach dem Essen verabredete ich mich mit der großen Anja aus einer anderen Gruppe zum Laufen. Während sie einen großen Schritt machte, musste ich zwei machen; sie schien gelangweilt und ich außer Atem. Trotzdem sagte sie zum Ende hin, sie würde das gerne wiederholen mit mir. Mir war es recht, denn ich fand Laufen zu zweit nicht ganz so übel, zumal ich mit ihr eine größere Sicherheit empfand, mich nicht zu verlaufen. Ich hatte ihr davon erzählt und beruhigt zur Kenntnis genommen, dass ihr dieses Schicksal auch schon widerfahren war; das wäre am Beginn ihres Aufenthaltes gewesen, jetzt würde sie die Gegend kennen wie ihre Westentasche.

Als wir zurückkehrten, schloss sich für mich sofort eine Stunde „Progressive Muskelentspannung" an: Ich schlief zweimal kurz ein – im Sitzen, versteht sich. Oh mann, hab ich mich vielleicht beide Male erschreckt! Unabhängig davon fand ich es aber toll, wie das Abschalten und Entspannen bei mir funktionierte. Außerdem hatte es auch sonst niemand bemerkt ... Für den Rest des Tages war mit mir nicht mehr viel anzufangen: Ich war ein wenig durch den Wind, fuhr ohne Geldbörse zum Shoppen ins Center am „Real"-Markt, bemerkte es aber zum Glück, als ich zufällig an einer Anlage zum Auto-Selbst-Waschen vorbeifuhr. Nachdem ich trotzdem noch drei Euro im Handschuhfach gefunden hatte, machte ich aus der gelb-braunen wieder eine weiße „Wolke". Ich hoffte nur, dass die Gummis über Nacht nicht einfrieren würden, wir hatten nämlich bereits Minusgrade. Das fiel mir erst hinterher ein, weil außer mir kein Mensch weit und breit in der Waschanlage zu sehen war. Das musste ja an etwas liegen ... Ich hoffte für meine „Wolke" das Beste und war froh, nicht ohne Geld bei „Real" an der Kasse gestanden zu haben. Vielen Dank, liebes Universum, dass du mich an der Waschanlage angehalten hast.

Reflexion: *Meine früheren „komischen" Krankheiten oder Zipperlein sind inzwischen völlig in Vergessenheit geraten; erst jetzt beim Schreiben fällt mir auf, dass ich so einige Beschwerden einfach nicht mehr habe – und auch nicht vermisse. Wie zum Beispiel diese sonderbaren Seitenstiche, die mich einige Jahre über doch oft auch eingeschränkt hatten: Ich erinnere mich daran, dass ich dann im Sitzen immer mit den Armen mein Bein anheben musste, um in das Hosenbein zu kommen. Manchmal war das schon heftig ... Und heute ist es einfach weg! Wie so einige andere Wehwehchen auch verschwunden sind*

– wie von Zauberhand, allein dadurch, dass ich mich meinen Themen zuwandte und mein Inneres ins Gleichgewicht brachte. Denn die Erklärung ist ganz simpel: Jede Krankheit war nur ein Bote, der mir etwas mitteilen wollte, der mich aufforderte, manche Dinge genauer anzuschauen und zu klären. Und als ich das getan hatte, verschwanden die Beschwerden ... Diese Erkenntnis war sehr wichtig für mich. DANKE

Eine Frage der Haltung

So langsam hatte ich es kapiert, wie man – ohne zu stolpern – mit Stöcken durch den Wald rennen konnte. Die Koordination meines Bewegungsapparates funktionierte von Mal zu Mal besser. Am Donnerstag nach dem vermeintlichen Bergfest war ich frühmorgens mit meiner Walking-Gruppe der langsamen Damen unterwegs. Ich quatschte beim Walken mit Michaela über heiße Themen; ihr Mann würde nämlich ebenfalls am kommenden Wochenende zu Besuch kommen. Und wenn Frauen in ein Gespräch über Männer vertieft sind, gerät meist schnell etwas außer Kontrolle: Bald schon nahm ich gar nicht mehr richtig wahr, dass ich in einer immer krummeren und schieferen Haltung lief. Irgendwie merkte ich zwar schon, dass da etwas schräg war, aber ich schob es lässig auf den unebenen Waldboden, bis mich von hinten jemand rief und fragte, ob ich ein Wanke-Huhn wäre. Erst checkte ich gar nicht, was die Stimme von mir wollte, doch dann schaute ich auf meine Stöcke: Der linke war ungefähr einen halben Meter kürzer als der rechte. Das Gewinde zur Einstellung der Höhe schien ausgenudelt und so wurde der Stock mit jedem Schritt kürzer. Da hatte ich es wieder: Ich hatte den guten, geliehenen Stock kaputt gewalkt! Das noch Peinlichere war, dass ich es nicht selbst bemerkt hatte; schließlich hatten wir schon einige Kilometer runtergerissen. Aber von hinten musste es verdammt lustig ausgesehen haben, aber ich hatte es längst aufgegeben, meine Peinlichkeiten zu zählen und ihnen Nummern zu geben.

Wir waren so richtig schön wach durch die kalte Morgenluft und in perfekter Stimmung für unsere PIG. Michaela, mit der ich mich inzwischen angefreundet hatte, gehörte auch zu meiner Gruppe: Es ging ihr nicht anders als mir, auch sie empfand meist das gleiche Unbehagen vor jeder Sitzung. Wir hatten uns verbotenerweise schon einige Male darüber ausgetauscht – verboten deshalb, weil wir einen Schwur geleistet hatten, alles Gesagte und Geschehene dieser Therapiesitzungen vertraulich zu behandeln. Aber da wir beide PIG-Mitglieder der gleichen Gruppe waren, sahen wir das nicht so eng.

An diesem Tag gab es eine neue Patientin, also jede Menge Aufregung: Wieder einmal musste sich die komplette Gruppe neu vorstellen. Es ging reihum, ich begann rückwärtszuzählen, wie viele Leute noch vor mir dran waren – genauso wie beim albtraumhaften ersten Mal. Auf diese Art steigerte ich meine Nervosität so richtig schön ins Unermessliche, bis ich endlich an der Reihe war. Doch was war das? Ich war wie verwandelt und konnte plötzlich reden! Meine Gesichtsfarbe blieb gefühlt höchstens rosa statt bordeauxrot. Hatte ich mich etwa tatsächlich schon daran gewöhnt? Ich fühlte mich stolz wie Oskar, tat aber so, als wäre das alles ganz normal für mich. Cool wie Bogart war ich. Und Michaela kniff bewundernd ein Auge zu. Ich war der Meinung, es wäre der Knoten endlich geplatzt, und irgendwie war er das tatsächlich: Als es später um das Thema Ordnung und Mithilfe im Haushalt ging, konnte ich nämlich nicht an mich halten und musste mich dringend mitteilen. Ich war ziemlich perplex: Welch eine Wandlung in so kurzer Zeit! Vor lauter Freude und Übermut belohnte ich mich am Nachmittag mit einem neuen Paar Stiefel, als ich selbstzufrieden mit mir in einem kleinen Städtchen bummelte. Und ich stellte fest: So eine Reha ging richtig ins Geld! Ich hatte den zwingenden Eindruck, es gäbe letztlich doch keinen Unterschied zu einer ganz normalen Kur. Ich hatte einfach zu viel Zeit und war oft so entspannt, dass mich so viele nette Dinge aus den Schaufenstern heraus anlachten, die einfach gekauft werden wollten. Von der Haarspange – querbeet – bis zum Stiefel.

Dieser Tag war auch ein Tag der überraschenden Entscheidungen: Während der Musiktherapie beschloss ich, meine Gitarre gegen eine Trommel zu tauschen – falls das möglich gewesen wäre. Die liebe, nette Therapeutin und ich trommelten gemeinsam um die Wette, es machte mir so richtig Spaß und ich musste nicht dauernd heulen. Das war toll! Ich sollte einfach nur die Augen schließen und weitertrommeln. Es war ein super Feeling, alle störenden Gedanken waren wie weggeflogen, es gab nur mich und die Trommel. Ich fühlte mich wie ein Indianer, der mit seinem Tribe am Feuer sitzt. Und obendrein wurde ich dafür gelobt. Okay, ich war sonst auch für mein Heulen gelobt worden, aber ich wusste im Grunde nicht, wie viel ich darauf geben konnte ... Egal, die Trommel machte mir Freude, was ich von meiner Gitarre immer noch nicht behaupten konnte. Dabei übte ich fast jeden(!) Abend in meinem Kämmerlein – ohne den kleinsten Erfolg. So kam mir jetzt der Gedanke, in dem Musikgeschäft, in dem mein Mann mir die Gitarre gekauft hatte, nachzufragen, ob sie diese eventuell zurücknehmen und mir eine Djembe verkaufen würden. So ein Teil war auch viel dekorativer als eine Gitarre in ihrer Plastikhülle. Und ich müsste nicht mehr dazu singen, sondern könnte meine tollen türkischen Bauchtanz-CDs begleiten – ein aufregender Gedanke ...

Gegen Abend wurde ich dann erst so richtig nervös, denn am nächsten Tag würde ich endlich meinen Mann wiedersehen. Ich war einerseits so voller Eindrücke, die ich mit ihm teilen wollte, und andererseits hatte ich ihn so sehr vermisst, dass ich mich ungefähr so fühlte wie vor einem ersten Date. Ich überlegte sogar die halbe Nacht, was ich bloß Nettes anziehen sollte – und das nach 13 Ehejahren. Ich freute mich wie Bolle.

Reflexion: *Ich muss zugeben, dass ich beim Lesen des Missgeschickes beim Walken geschockt bin. Mein erster Gedanke war: Habe ich übertrieben? War der Stock gar nicht so erheblich kürzer als der andere? Ich erinnere mich aber daran, dass es wirklich ein richtig großes Stück war, das sich da eingefahren hatte. Und ich machte mich krumm, ging aber weiter, anstatt stehen zu bleiben und den Stock wieder zu richten. Diese Situation lässt sich komplett auf meine damalige Lebenshaltung übertragen. Ein Problem trat auf – und ich versuchte es zu ignorieren, weil es ja unangenehm werden konnte, wenn ich genau hinschaute. Dass es durch das Ignorieren immer schlimmer wurde – wie der Stock, der immer kürzer wurde – war mir nicht bewusst. Ich musste mich immer krummer machen; die Haltung zu bewahren war somit nicht mehr möglich. Wobei ich heute gar nicht weiß, in welcher Haltung ich mich damals befand. Gab es überhaupt eine bestimmte Haltung? Das Thema der Haltung ist auch heute ein bedeutendes Thema für mich, mit dem ich täglich* *arbeite. Ich überprüfe meine gedankliche Haltung zu aktuellen Situationen, frage mich: Wie denke ich wirklich darüber? Was fühle ich, wenn ich diesen oder jenen Gedanken denke? Ebenso achte ich auf meine körperliche Haltung. Mein Leben lang hieß es, ich hätte Haltungsschäden, und ich wurde oft ermahnt, gerade zu gehen. Einen angeblichen Rundrücken hatte ich auch. Heute achte ich während des Gehens auf meine Atmung, auf den bewussten Kontakt zum Boden, und ich richte mich auf. Eine gute Übung, um im Hier und Jetzt zu sein. Ich kann sagen, die gröbsten Haltungsschäden sind behoben, und das fühlt sich toll an. Bei Heidi Klum auf dem Laufsteg würde ich wohl noch kein Foto bekommen, dennoch hat sich mein Gang und meine Körperhaltung bereits verändert und dürfen es auch noch weiterhin tun.*

Meine Gitarre habe ich nicht gegen eine Trommel eingetauscht. Ich habe erkannt, dass ich lieber Musik höre, als sie selbst zu machen. Und meine Nichte, die ein wahres Talent besitzt, hat sich sehr gefreut, als ich ihr die Gitarre geschenkt habe. Für mich war sie ein tolles Instrument, um mich auszuprobieren auf dem Weg zu meinem wahren Ich. DANKE

Albernheiten und Flennerei

Beim Frühstück erzählte mir Michaela, dass sie nun zusätzlich in die Gruppe der sozialen Kompetenzen verpflichtet worden war. Es war eine Anweisung der Gräfin. Wir versuchten, aus dieser Person schlau zu werden, kamen dabei jedoch zu dem Ergebnis, dass eher sie es war, die uns alle komplett durchschaute. Nie im Leben vorher war ich solch einer Person begegnet. Sie war sehr lieb und einfühlsam, hatte es dabei jedoch faustdick hinter den Ohren: Ich hatte das Gefühl, für sie durchsichtig zu sein. Wir tauften sie um; aus der Gräfin wurde die „Spinne“, was uns wirklich passender erschien, denn die Spinne wusste beispielsweise sogar, dass Michaela spät schlafen ging. Wir fragten uns, wie sie bloß an all diese speziellen Informationen gekommen war. Wurden wir etwa beschattet? Oder befanden wir uns gar unwissentlich in einem dieser „Big-Brother“-Projekte – quasi live aus der Klapsmühle? Fakt war, dass wir uns alle stark unter Beobachtung befanden, egal in welcher Hinsicht. Irgendwie lag es aus irgendwelchen Gründen offen, wer mit wem zu tun hatte, wer wie oft rauchen ging und sogar, wann jemand endgültig das Licht löschte in der Nacht ...

In unserer Freitags-Gruppenrunde ging es wieder feucht her: Fünf Patienten mussten verabschiedet werden – was für ein Horrorszenario! Die Spinne leitete uns durch den Prozess: Die Ausscheidenden sollten über ihre Erfolge in der Reha, ihre Ziele für die Zukunft sprechen und eine Bestandsaufnahme ihrer Gefühle machen. Die anderen mussten ihnen anschließend ihre Meinung sagen und jedem einzeln entsprechende Wünsche mit auf den Weg geben. So was verursachte nur vermeintlich Spaß und eine authentische Freude kam nicht auf. Wie auch? Am liebsten wäre ich rausgerannt, aber ich hegte wenig Hoffnung, dass die Spinne mich anschließend nicht sofort zerfleischen würde. So machte ich gute Miene zum bösen Spiel und heulte brav bei fast jedem Abschiednehmenden mit. Ob das nun wirklich gesund war? Eine solche Flennerei? Ich war mir absolut nicht sicher; zusätzlich graute mir vor der folglich arg geschrumpften Gruppe in der kommenden Woche. Hauptsächlich deshalb würden mir die fünf „alten Hasen“ fehlen. Nicht zuletzt, weil sie es gewesen waren, die die Gespräche meist in Gang gehalten hatten. Und nun rechnete ich mir an den Fingern einer Hand aus, dass aus den peinlichen Schweigeminuten sehr wahrscheinlich Schweigestunden werden würden ...

Die nächste Station des Tages: Zum zweiten Mal der Kontakt mit dem sogenannten Bio-Feedback –

nach wie vor nicht uninteressant! Dass man mit verschiedensten technischen Gerätschaften testen konnte, wie gut wir unseren Körper runterfahren und abschalten konnten – ausknipsen? Hä? Ohne dazu eine sinnvolle Erklärung abzugeben, machte die Therapeutin dieses Mal eine Art autogenes Training mit mir: Ich musste die Augen schließen und mich auf einzelne Körperteile konzentrieren; ich sollte störende Gedanken „mit einer imaginierten Wolke wegtransportieren“. Aha, merkwürdige Idee. Ich versuchte es zunächst als eine Art Spiel, jedoch: Ein bereits vertriebener Gedanke kam zuverlässig immer wieder auf einer neuen Wolke herangedüst, um mich zu belästigen – wie Klebstoff. Während ich übte, erinnerte ich mich an meine Schulzeit: Im Biologieunterricht hatten wir es mit autogenem Training probiert – mein erster Kontakt mit diesem Mentalprogramm. Ich konnte damals überhaupt nichts damit anfangen. Im Gegenteil: Ich fand es einfach nur lustig, wenn der Lehrer ultralangsam sprach und alles ständig wiederholte, als wären wir taub. Meine Schulfreundin und ich waren sehr albern gewesen und hatten gekichert, bis wir den Klassenraum verlassen mussten ... Und nun das hier: Die Therapeutin sagte die immer gleichen Sätze mindestens zehnmal hintereinander, als hätte die Platte einen Sprung: „Der Arm ist schwer, der Arm ist schwer, der Arm ist schwer ...“ Puh, ich musste mich ganz schön zusammenreißen, um nicht lachen zu müssen. Es fiel mir schwer, selbst den Mund nicht zu einem Grinsen zu verformen. Dazu kam die furchtbare Angst, die autogene Kontrolleurin könnte entsetzliche Ergebnisse von meinen Lippen ablesen. Zum Glück konnte sie es nicht: Sie schaute mich skeptisch an, meinte aber, ich hätte „gut abgeschaltet“. Na, dann hatte ich wohl den Teufel zu früh an die Wand gemalt und meine störenden Gedanken völlig überbewertet.

Nach dieser aufregenden Anwendung rief ich meinen Ehemann an, denn ich war total neugierig und wollte wissen, wie viele Kilometer uns noch trennten. Er war gerade in der Nähe von Frankfurt und beklagte sich aktuell über ein immer lauter werdendes, klapperndes Auto-Geräusch, welches ich sogar am Telefon – trotz übelster Verbindungsqualität – hören konnte. Dass es am Fahrbahnbelag lag, ließ sich nach kurzer Zeit ausschließen. Was konnte also der Grund sein? Ich begann mir Sorgen zu machen, dass er es eventuell doch nicht bis hierher schaffen würde, weil der Wagen nicht mitspielte. Und dabei ich hatte mich doch so gefreut ... Nun hieß es: Abwarten! Gegen Nachmittag war ich während einer freien Stunde unterwegs zu dem Hotel, in dem mein Mann einchecken wollte. In dem Moment meiner Ankunft klingelte mein Handy, jedoch bekam ich es nicht so schnell zu fassen; der Anrufer – er –

legte wieder auf. Doch bevor ich überhaupt anfangen konnte, mich darüber zu ärgern, sah ich, wie das Auto meines Schatzes vor mir auf dem Hotel-Parkplatz eintrudelte. Mein Herz raste, so aufgeregt war ich plötzlich. Ich stieg aus meiner „Wolke“, rannte auf ihn zu – und weil es so schön war, kamen mir ... natürlich: die Tränen. Komisch, dass ich immer noch so viele Reserven hatte. Nach der innigen Begrüßung erzählte er mir die Schicksalsstory: Am Tag zuvor hatte er die Winterreifen aufgezogen und dabei wohl bei einem Rad vergessen, die Muttern festzuziehen. Unterwegs hatte er diese dann nach und nach verloren – daher auch die netten Geräusche. Zum Glück hatte er es rechtzeitig bemerkt, noch bevor er die letzte Mutter verloren hatte. Das Schicksal wollte, dass er heil bei mir ankam – Gott sei Dank! Ich wusste nicht recht, ob mir nach Weinen oder Lachen zumute war, aber ich unterließ eine Standpauke und taufte ihn stattdessen „König der Muttern“. Hauptsache, er war da!

Nach meinem letzten Termin – der wunderbaren Entspannungsstunde bei meiner lieben Frau Bringfels – holte mein Gatte mich vor der Klinik ab und wir fanden ein super Lokal in der Nähe. Ich genoss das Essen in vollen Zügen, es war einfach nur köstlich. Um 22 Uhr musste ich ja „daheim“ sein, aber ich freute mich auf meinen Ausgang mit Übernachtung am kommenden Abend. Belustigt stellte ich fest, dass ich mein kahles Zimmerchen mittlerweile schon als mein Zuhause ansah.

***Reflexion:**: Ich könnte mich heute noch darüber amüsieren, dass ich selbst noch während dieser Reha über solche Dinge, wie sie beispielsweise beim Bio-Feedback gemacht wurden, lachen musste. Ich gestehe mir im Nachhinein eine gewisse Naivität zu. Darunter fällt auch, dass ich mich in meiner Erinnerung an das autogene Training meiner Schulzeit einfach nur lustig gemacht habe. Immerhin mache ich ja heute selbst Meditationen und Körperreisen mit meinen Klienten – und verwende denselben komischen und langsamen Sprechmodus, der mich damals zu Lachanfällen gebracht hat. Aber so war es: Ich fand es damals lächerlich und mir fehlte jegliche Offenheit für alles, was jenseits meiner Logik und meines Verständnisses lag. Heute dagegen bewundere ich es, wenn beispielsweise Jugendliche zu mir kommen und offen dafür sind – eine neue Generation! Ich war jedenfalls definitiv verschlossen und unempfänglich für Dinge, die mit der seelischen Innenwelt des Menschen zu tun hatten. Ich wusste es nicht besser. Und es hat mich auch überhaupt nichts interessiert, was nicht auf Fakten basierte – oder mindestens faktisch klang ... Im Gegenteil: Ich würde mich im Rückblick eher als jugendlichen Realisten* *einstufen. Ich sah mir niemals Science-Fiction-Filme an, weil es mir schlichtweg zu unrealistisch war; ich fand es doof.*

Das nachträgliche Lesen meines Reha-Tagebuches und das damit verbundene Zurückdenken an mein früheres Verhalten bewirkt, dass ich immer wieder aufs Neue fasziniert bin, wie es überhaupt gelingen konnte, in mir diesen Hebel umzulegen. Es ist wie ein Wunder! Oft kommt es mir so vor, als sei mein Inneres komplett ausgetauscht – so weit liegen die Welten von damals und heute auseinander: Sowohl mein Denken als auch mein Fühlen und meine Wahrnehmung haben sich total geändert. Daher weiß ich: Alles ist möglich. Und was wirklich zählt, ist das Nicht-Sichtbare, das Nicht-Fassbare. DANKE

Das nächste Fettnäpfchen

Während des Frühstücks am Samstag traf ich mal wieder so richtig genial daneben: Wir sprachen über Dialekte und ich begann über den sächsischen zu lästern. Ich verkündete, dass mich das Sachsendeutsch nervte und dieser von allen Dialekten der schlimmste wäre. Es dauerte eine Weile, bis ich begriff, dass ich damit die heimatlichen Gefühle meiner Tischnachbarin verletzte, weil ich deren Sprechweise durch den Kakao zog. Oh mann, war mir das peinlich! Wieso hatte ich das denn nicht vorher gewusst oder erkannt? Ich weiß es nicht, aber wir haben es beide überlebt ...

Der restliche Tag war vom Ablauf her wie ein Urlaubstag mit meinem Schatz. Wir wanderten auf zwei tollen Bergen herum und flanierten am Titisee – und zwar unter strahlend blauem Himmel. Jedoch bleibt das Glück ja bekanntlich nie lange im Zenit stehen und leider war die Nacht nicht annähernd so toll wie der Tag: Das Bett im Hotelzimmer erwies sich als noch härter als mein Krankenbett in der Klinik, obwohl das schon schwer zu toppen war. Dazu schnarchte mein Mann wie ein Elefant, ich konnte so gut wie gar nicht schlafen. Ständig brachte mein innerer Denker neue Themen in meine Überlegungen – ich hatte ein außerordentlich nachtaktives Gehirn, wenn es erst einmal in Gang gekommen war. Dementsprechend war meine Laune am kommenden Morgen gedrückt und es sollte sich herausstellen, dass der komplette nächste Tag damit schon zum Scheitern verurteilt war. Da hatte selbst die schöne Umgebung keine Chance, etwas zu retten. Gefühle wie Frust, Trauer und Enttäuschung wollten an die Oberfläche.

Reflexion: *Es ist schon interessant: Ich kann mich gerade nicht erinnern, wann ich in der letzten Zeit mal jemandem auf den Schlips getreten wäre oder eine Stimmung verkannt hätte. Es passiert mir einfach nicht mehr, dass ich ins Fettnäpfchen trete. Es gibt keine einzige Peinlichkeit, die mir einfällt. Mit dem heutigen Wissen erkläre ich mir das so, dass ich einerseits präsenter bin und die Dinge, die da sind, wahrnehmen kann und andererseits mir solche konfrontativen Situationen nicht mehr begegnen müssen, weil ich mich mit meinem großen Thema der Scham auseinandergesetzt habe. Inzwischen konnte ich meine Verletzungen – die Beschämung – durch bewusstes Fühlen und Annehmen versöhnen, heilen und lösen. In der Folge lässt mich das Leben in Ruhe und verschont mich mit Peinlichkeiten. Stattdessen bin ich viel direkter mit dem verbunden, was jeweils gerade um mich herum geschieht. Ein schönes Gefühl! DANKE*

Mann, mann, mann ...

Ausgerechnet an diesem Wochenende erwischte mich wie aus dem Nichts ein depressiver Anfall. So kam es mir nach der unruhigen Nacht im Hotel vor. Ich konnte nichts dagegen tun: Ich fühlte mich am Boden zerstört; und es fühlte sich definitiv an wie der schlimmste und dunkelste Tag meiner Reha! Und zwar, obwohl ich Besuch von meinem Liebsten hatte ... Genau das enttäuschte mich noch mehr und so zog ich mich selbst immer mehr in ein schwarzes Loch hinein. Das i-Tüpfelchen ließ nicht lange auf sich warten: Wir stritten uns ein paarmal und ich musste ständig heulen. Warum – wusste ich nicht; ich war völlig neben der Spur und konnte nicht die kleinste Entscheidung treffen. Nicht nur, dass mein vernünftiges Denken mich an diesem Tag im Stich ließ, auch auf mein Bauchgefühl konnte ich mich nicht verlassen: Es sagte mir nicht einmal, ob ich Hunger hatte oder nicht oder was ich essen wollte. Die ganze Zeit versuchte ich mich zusammenzureißen, sodass wir unseren letzten gemeinsamen Tag dort wenigstens für einen Spaziergang durch die Weinberge nutzen konnten Es war anstrengend und hatte mit Freude und Genuss nicht viel zu tun, auch meinem Mann gegenüber hatte ich ein schlechtes

Gewissen, dass ich uns die Zeit verdarb. Für den späten Nachmittag hatte mein Mann die Heimfahrt geplant, diesmal mit festgezogenen Muttern an den Rädern. Er begleitete mich kurz auf mein Zimmer in der Klinik, um es zu bewundern und eine Tüte dreckige Wäsche mitzunehmen, die meine Mutter für mich waschen würde. Mir war es lieber, mich im Schutz meiner eigenen vier Wände von ihm zu verabschieden als draußen am Parkplatz, wo uns alle hätten sehen können. Das hätte ich in diesem Zustand nicht ertragen können ... Ich war ein Häufchen heulendes Elend. Ich fürchtete nicht nur, gesehen zu werden, sondern sogar, von irgendjemandem angesprochen zu werden – Gott bewahre! Was für eine grausame Vorstellung! Da war es passender, mich auf mein Bett zu legen und mich der Trauer hinzugeben. Ich war auch nicht in der Lage, zum Abendbrot in den Speisesaal zu gehen. Mein Körper hatte inzwischen solche Mengen salziger Flüssigkeit produziert, dass ich meine letzten drei Pakete Tempos verbraucht hatte und ein völlig verätztes Gesicht hatte. Je intensiver ich mich fragte, was denn um Himmels willen der Hauptgrund für diese sturzbachartige Flennerei sei, desto schlimmer wurde es. Ich gab auf ... Irgendwann schlief ich dann völlig erschöpft und übermüdet ein.

__Reflexion:__ Mein Ehemann war in Wirklichkeit eine der großen Baustellen in meinem Leben, die sich in diesem Burn-out-Jahr auftat. Bis dahin hatten wir zwölf glückliche Jahre miteinander verbracht. Doch in diesem Jahr stritten wir uns häufig und ich spürte, dass sich zwischen uns irgendetwas veränderte ... Ich wollte es eine Zeit lang nicht wahrhaben, denn besonders in der Zeit meiner Reha hatte ich das dringende Gefühl, ihn als meine Stütze zu brauchen. Ich war zwar verunsichert, wie es sich für mich anfühlen würde, von ihm getrennt zu sein, aber ich wünschte mir, dass er mir fehlen und ich ihn vermissen würde. Letztlich war es dann auch so und ich war total erleichtert darüber, denn dies war für mich der Beweis dafür, dass ich ihn trotz aller Schwierigkeiten immer noch liebte. Darüber war ich mir vor dem Antritt meiner Reha nicht mehr im Klaren gewesen. Also freute ich mich riesig, ihn dort zu sehen.

Heute weiß ich es besser: Es hatte viel Wunschdenken eine Rolle gespielt. Ich wollte den aufkeimenden Gedanken, dass es eventuell auf eine Trennung hinauslaufen konnte, einfach nicht so schnell akzeptieren; ich wehrte mich richtig dagegen und wollte mit aller Macht, dass es sich wieder so anfühlen sollte, wie es früher zwischen uns gewesen war. Schließlich war ich mir immer so sicher gewesen, dass unsere Ehe ewig halten würde ... Im Nachhinein denke ich, dass mein Herz an diesem düsteren Tag bereits mehr wusste als mein Verstand: Es passte einfach nicht mehr, wir hatten uns verändert, ich hatte mich verändert – oder wollte und musste mich zumindest verändern. Es war eher mein Mann, der wollte, dass alles so blieb, wie es gewesen war. Doch genau das war ja das Problem: Dieser Istzustand hatte mich überhaupt in die Krankheit geführt. Jetzt befand ich mich bereits mitten in einer persönlichen Veränderung – und wer diesen Weg geht, der weiß, dass es kein Zurück mehr gibt, wenn man einmal losgegangen ist. Ich habe es später auch bei vielen anderen Menschen beobachtet: Entweder geht der Partner diesen Weg mit oder akzeptiert mindestens die Veränderung des anderen, oder aber der Partner blockiert diese Entwicklung, was meistens früher oder später zu einer Trennung führt – genau unser Problem! Drei Monate nach meiner Reha war es dann soweit: Trennung.

Ich bin jedoch absolut dankbar für unsere wunderbare gemeinsame Zeit, die ich nie vergessen werde ... Er war genau der Mann, den ich damals heiraten wollte. Und ich bereue nicht einen einzigen Tag unserer Ehe. DANKE

… und der Tag danach

Ich wachte auf und konnte die Augen kaum öffnen. Von der stundenlangen Heulerei waren sie dermaßen geschwollen, dass ich mich fragte, ob ich damit überhaupt noch etwas sehen könnte. Ich legte mir eiskalte Waschlappen auf die Augen und legte mich wieder ins Bett – viel gebracht hat es leider nicht. Dazu kam der perfekte Streuselkuchen im Gesicht: Die Pickel waren ohnehin von Tag zu Tag mehr geworden, jedoch war der jetzige Zustand schwer zu toppen, weil es kaum noch eine unversehrte Zone in meinem Gesicht gab. Ich schätzte, Tränen ließen diese Viecher erst so richtig gedeihen. Sie wurden quasi wie Blumen gegossen, nur so konnte ich es mir erklären. Ich hatte die Reha pickelfrei angetreten und war eigentlich stolz gewesen auf meine reine Haut. Und nun war ich übersät mit roten Pusteln. Man hätte fast die Windpocken dahinter vermuten können. Ich brauchte also einige Schichten Make-up und Puder obendrauf, um das Zimmer überhaupt verlassen zu können und mich unter Menschen zu wagen.

Später, bei der Visite, riet mir Dr. Matthew, es mit heißen Wickeln zu versuchen. Ja, dieser gute Arzt hatte wirklich gegen jedes Wehwehchen ein

Rezept – von Hämorriden bis zum Hautausschlag –, obwohl er Kardiologe war. Sein exzellentes Fachwissen gab er am Nachmittag übrigens in einem Vortrag zum Besten. Jedenfalls legte ich mir am Abend tatsächlich einen heißen Lappen auf das Gesicht, bis es glühte. Eigentlich hatte ich mit ein paar Leuten geplant, nach dem Vortrag in die Stadt zu fahren, denn heute wurde der Weihnachtsmarkt eröffnet und für Jola war es der letzte Abend vor ihrer Entlassung. Jedoch brach nach dem unerwartet langen Überziehen des Vortrages unter uns ein gewisses Chaos aus: Die einen schossen nach draußen, um den Bus noch zu kriegen, andere wollten sich noch umziehen und ließen den Bus sausen. Noch andere hatten zu allem Überfluss ihren Zimmerschlüssel verloren – zum Glück nicht ich. Irgendwie wusste bereits nach kurzer Zeit niemand mehr so genau, wer sich gerade wo befand, und es artete leicht in Stress aus, sich neu zu verabreden. Da beschlossen die Diva, Annemarie – eine neue Tischnachbarin – und ich, eine gesegnete Brotzeit einzunehmen und in der Klinik zu bleiben. Belohnt wurden wir allerdings dafür mit einem Brot, das noch nicht richtig aufgetaut war. Es war noch ungenießbarer als das heutige Mittagessen: Es gab Spätzle mit Geschnetzeltem; undefinierbares Fleisch mit einem widerlichen Geschmack. Einer nach dem anderen entleerte seinen Teller in den Mülleimer. Jedenfalls wurde mir nach dem Verzehr des halb gefrorenen Brotes übel – schon, wenn ich nur daran dachte. Es wurde gemunkelt, das Fleisch wäre schlecht gewesen, aber natürlich wusste es keiner genau. Wie dem auch war: Der sonderbare Geruch all dieser seltsamen Speisen blieb mir noch ziemlich lange in der Nase stecken ...

Reflexion: *Mein Pickelthema im Gesicht konnte ich bis heute noch nicht vollständig lösen. Es sind mittlerweile keine entzündlichen Pusteln mehr, jedoch kann man noch nicht von einer reinen und schönen Gesichtshaut sprechen. Ich beschäftige mich momentan sehr mit diesen Unreinheiten; ich weiß, dass es immer noch etwas in mir gibt, das mich daran hindert, mich zu zeigen, mich ganz zu zeigen. Ich scheine etwas verdecken zu müssen, so, wie ich die roten Stellen meines Gesichts mit Make-up verdecke. Oft jucken sie dann. Trotzdem bin ich noch nicht an dem Punkt, den Abdecker wegzulassen. Mein Kopf sagt: Nein, du verdeckst nichts, alles ist offengelegt. Mein Körper sagt: Das stimmt nicht. Und ich vertraue darauf, dass auch dieses Thema sich wandelt. Alles geschieht zum richtigen Zeitpunkt, und manche Themen sind einfach noch nicht dort angelangt, wo sie sich auflösen können. Wichtig ist für mich zu wissen, dass mein Körper die Wahrheit kennt und keine Fehler macht. Er weist mich hin auf das, was angeschaut werden möchte. Die Haut* *im Allgemeinen ist das menschliche Kontaktorgan zur Außenwelt; parallel dazu bietet sie Schutz und steht somit auch im Zusammenhang mit Schamgefühlen. Es bleibt also spannend und Veränderung endet nie. Voraussetzung für Wandlung ist jedoch immer die eigene Entscheidung – sich für Veränderungen zu öffnen und Verantwortung zu übernehmen. Sperre ich mich jedoch gegen Veränderung, kann das Leben schnell zu einem Kampf werden. DANKE*

Einfach der Nase nach

Außer bei einem hartnäckigen Schnupfen hatte ich meiner Nase bisher noch nie so viel Aufmerksamkeit geschenkt. Ich war für mein erstes Genuss-Training eingeteilt worden, welches von meiner Psychologin angeleitet wurde. Ich war sehr neugierig, was mir dabei begegnen würde – immerhin hatte das Thema „Genuss“ etwas Verheißungsvolles. Inmitten des Stuhlkreises waren verschiedene Utensilien vor uns ausgebreitet worden – von Schuhcreme bis zu Gewürzen war alles Mögliche dabei. Unsere Aufgabe bestand darin, an all diesen Dingen zu riechen; ich kam mir vor wie ein Drogenhund. Als wir damit durch waren, durften wir uns jeder einen Geruch aussuchen und uns wieder setzen, um unsere Auswahl auf dem Schoß zu platzieren. Schon in der Schnüffelrunde hatte es mir ein Rosinenbrötchen angetan: Es roch sooo lecker, dass sofort heftige Essgelüste in mir aufstiegen, obwohl wir kurz vorher zu Mittag gegessen hatten. Leider hatte es – wie konnte es anders sein – wieder einmal nicht besonders geschmeckt; es genügte gerade einmal, um einfach nur satt zu werden. Mit Genuss hatte es wirklich nicht das Geringste zu tun. Und nun dieses Angebot! Ich nahm gierig das Rosinenbrötchen an mich, und wie ich da so saß – mit meinem Brötchen auf dem Schoß –, fand ich mich selbst reichlich lächerlich.

Im nächsten Schritt sollten wir mit voller Aufmerksamkeit in unsere Nasen gehen: Wir bestanden quasi nur noch aus Nase. Ich stellte mir in Gedanken einen riesigen(!) Zinken vor, den ich nach der Ansicht meines Mannes sozusagen ja auch hatte – von meinem Vater geerbt, die berühmte riesige „Heinz-Nase“. Meine Nase war in dieser Übung ganz in ihrem Element und roch mindestens eine Stunde lang an einem Rosinenbrötchen. Ich hatte das Gefühl, in diesem Leben gäbe es nur noch mich und das Rosinenbrötchen. Meine Nase und ich – wir mussten uns zusammenreißen, die Aufmerksamkeit nicht an meinen Mund abzugeben, der drauf und dran war, einfach hineinzubeißen. Es war kaum zu glauben, aber das stellte die größte Herausforderung für mich dar! Ich schwor mir augenblicklich, bei nächster Gelegenheit beim Bäcker so etwas Feines zu kaufen, obwohl ich sonst kein Fan von Rosinenbrötchen war. Aber auf dem Weg einer solch hohen Konzentration entstanden einfach unbeschreibliche Gelüste.

Nach der Schnüffelstunde sollte jeder von seinen durch den Duft ausgelösten Erlebnissen berichten. An dieser Stelle erinnerte ich mich wieder daran, dass wir überhaupt in einem Stuhlkreis saßen. Ich meldete mich als eine der Ersten zu Wort, denn auf diese Art würde ich es schnell hinter mich gebracht haben. Mit der Zeit hatte ich diesen Vorteil gelernt, denn dann musste ich nicht aufgeregt mitzählen, wie viele noch vor mir an der Reihe waren – ein sehr wirksames Vorgehen übrigens. Ich erzählte von meinen Erinnerungen an die Backstube im Haus meiner Tante, bei der ich als Kind öfters übernachtet hatte. Ich berichtete, dass mir ständig ein „Hmm“ oder „Lecker“ in den Sinn gekommen war. Nun wäre ich sehr gespannt, welches Sinnesorgan in der nächsten Genuss-Stunde behandelt werden würde. Und ich hoffte auf den Geschmackssinn und darauf, etwas wirklich Schönes zu essen zu bekommen.

Bereits am frühen Nachmittag war ich mit meinen Terminen fertig und beschloss, erneut die Sauna zu besuchen. Selbst dann, wenn mein Pickelbefall aus der Therme stammen sollte: Schlimmer ging nimmer! Mein Gesicht bot keinen Platz mehr für weitere Kreaturen. Leider verzögerte sich mein geplantes Freizeitvergnügen um eine Stunde, denn ich fand völlig überraschend einen zusätzlich eingetragenen Termin bei der Spinne in meinem Postfach. Das hatte mir gerade noch gefehlt! Schließlich hatte ich mich schon so gefreut, weil ich davon ausgegangen war, sie hätte mich wohl in dieser Woche vergessen – zu früh gefreut. Sie hatte es selbstverständlich nicht vergessen. Vor ihrer Tür wartete bereits ein junger Mann auf seinen Termin, und zwar seit einer halben Stunde, wie er verkündete. Mir war sofort klar, auf welche Wartezeit ich mich innerlich einstellen konnte. Kurze Zeit später kam eine andere Dame dazu, die den Termin nach mir hatte, wie sich schnell herausstellte. Wir kamen ins Gespräch und sie erzählte mir, dass die Spinne in ihrer Gruppe die „Schlange K“ – aus dem Dschungelbuch – genannt würde. Ich hing eine Weile der Idee nach, die Therapeutin hätte inzwischen zwar viele passende Namen, aber jeder wüsste trotzdem sofort, wer gemeint wäre.

Als ich endlich in meiner Lieblingssauna – der Klang- und Farbsauna – entspannen wollte, wurde ich gestört: Ich lag ganz allein auf der Bank, als ein Mann mittleren Alters dazukam und sich ziemlich nah zu mir setzte. Ich bemerkte seine Blicke, die ständig auf mir ruhten, und begann mich unwohl zu fühlen. Unvermittelt setzte er sich in eine Position, in der ich sein riesiges, stehendes Geschlechtsteil sehen musste, ob ich wollte oder nicht. Ich war weiß Gott kein Spanner, erst recht nicht, wenn ich alleine war. Okay, ich musste zugeben, wenn ich mit einer Freundin saunierte, konnte es schon eher mal vorkommen, dass wir dezent zu bestimmten Körperstellen schauten – meist, um später darüber zu kichern oder zu lästern. Aber in diesem Moment war ich nur geschockt und machte ganz schnell die Augen wieder zu. Ich ekelte mich vor dem Anblick und befürchtete, zusätzlich zu meinen Pickeln auch noch Herpesbläschen zu bekommen. Dann wäre mein Schönheitsideal eindeutig gestorben. Meine Haare wurden auch von Tag zu Tag pläddriger, es war mir bei aller Mühe nicht mehr möglich, aus einem Esel ein Rennpferd zu machen. Aber so schlimm schien es letztlich doch noch nicht zu sein: Auf jeden Fall reichte es aus, um die Fantasien dieses ollen Knackers anzuregen. Um der Situation zu entkommen, floh ich aus der Sauna, zog meine Badekleidung an und ging rüber zu den Whirlpool-Becken.

Das Wechseln der Massagedüsen nach dem Gongschlag funktionierte perfekt; ich war ja doch noch sehr lernfähig. Leider lief es beim Besetzen der Sprudeldüsen nicht so glatt: Draußen war es bereits dunkel und man konnte aufgrund des aufsteigenden Dampfes nicht wirklich erkennen, ob eine Düse frei war oder ob jemand darauf lag. Ich kam mir ziemlich bescheuert vor, wenn ich mich auf eine Düse stürzen wollte und im letzten Moment erst entdeckte, dass da schon jemand lag – dreimal hintereinander! Vor Verlegenheit tat ich so, als wollte ich ja gar keine Düse haben, und begab mich wieder zurück in den Strömungskanal. Von dort aus konnte ich dann super das Geschehen im Sprudelbereich beobachten. Als die Düsen pausierten und die meisten Leute wegschwammen, ergriff ich meine Chance und besetzte eine Sprudelliege ohne Sprudel und wartete, dass es wieder losging. Einige Minuten später konnte von dieser Position aus beobachten, wie es nun den anderen genauso erging wie mir vorher. Sie schossen zielstrebig auf einen Platz zu, um dann enttäuscht und möglichst unauffällig wieder abzudackeln, weil sie sich verguckt hatten. Das sah so lustig aus, dass ich mich hätte totlachen können – glücklicherweise, denn so vergaß ich schnell den unangenehmen Moment in der Sauna ...

Für den Abend hatte ich mich mit meinen beiden Damen – der Diva und Annemarie – im Restaurant des Schwimmbads auf ein „Viertele“ verabredet. Annemarie überredete uns gerne immer mal wieder dazu; das „Viertele“ entstammte also ihrem schönen Dialekt. Am liebsten bestellten wir halbtrockenen Rotwein. Selbstverständlich hatten wir das schlechte Gewissen immer im Gepäck, denn eigentlich war es ja verboten, Alkohol zu trinken – jedenfalls während der Reha. Es gab außer uns natürlich viele andere, denen dieses radikale Verbot völlig egal war und die sich regelmäßig den Frust von der Seele tranken, anstatt sich mit den Ursachen ihres Frustes zu beschäftigen, was mit Sicherheit die anstrengendere Variante gewesen wäre. So war ich nicht verwundert, zwei weitere Gesellen am Tisch der beiden Frauen vorzufinden. Einer der beiden hatte wohl schon so einige Weizenbiere hinter sich, sodass sich seine Zunge in einem extrem lockeren Zustand befand. So kannte ich den Typen bisher gar nicht. Er entwickelte sich jetzt zu einem echten Entertainer, der in seiner Fantasie wohl eher auf einer Bühne stand, als mit vier Burn-out Patienten an einem Tisch zu sitzen. Und ich musste zugeben: Er besaß Talent! Wir amüsierten uns köstlich über seine Urlaubsabenteuer: Er gab mit ausladenden Bewegungen wunderbar wieder, wie er einst in einem Käfig im Meer unter Haien ausgesetzt worden war oder wie er sogar den betrunkenen Piloten einer Chessna hatte ersetzen müssen. Weil sich dieses echte Comedy-Talent nicht nur auf das Erzählen von Geschichten zu beschränken wusste, sang er zwischendurch eine umgedichtete Version von „Country Road“ und einige Grönemeyer-Songs. Und er lieferte uns eine perfekte Imitation unserer Leiterin der Gruppe „Progressive Muskelentspannung“. Oh je, ich hatte zu dem Zeitpunkt schon Angst vor einem Lachanfall in der nächsten PME-Trainingsstunde, wenn ich das Original wieder hören würde. Als jedoch sein plötzlicher Schluckauf immer öfter die Pointen versaute und er sich zu wiederholen begann, wurde es Zeit für mich, zu gehen. Am nächsten Tag hörte ich, dass die Damen ihn – links und rechts untergehakt – bis zum Zimmer begleiten mussten, damit er ordentlich ins Bett kam. Zum Glück erwischte sie keiner der strengen Aufpasser.

Das Glück war eben doch auf der Seite der kleinen Kinder und Besoffenen ...

Reflexion: *Meine Haltung und mein Umgang mit Alkohol haben sich ebenfalls stark verändert. Ich möchte behaupten, niemals suchtgefährdet gewesen zu sein, jedoch spielte der Alkohol eine Rolle in meinem früheren Leben. Wenn es darum ging, auszugehen zu Partys oder Discos zu besuchen, hätte ich niemals freiwillig „den Fahrer gemacht". Für mich gehörten Feiern und Alkohol zusammen; wenn ich ausging, dann trank ich auch. Zwar kannte ich meine Grenzen, denn ich wollte ja nicht, dass es mir am nächsten Tag schlecht ging oder ich mich sogar übergeben musste, dennoch konnte ich schon so einiges vertragen. Ich erinnere mich gerade daran, dass wir uns als Teenager billigen „Pennerwein" kauften, den wir heimlich auf einem Spielplatz tranken. Das hatte mit Genuss nichts zu tun, sondern es ging darum, uns Mut anzutrinken. Mut, um dann cooler und lockerer ins Jugendheim zu gehen. Wir zwangen uns richtig dazu: Die Flasche ging rum und jeder musste eine bestimmt Anzahl von Schlucken nehmen. Die Art und Weise des Trinkens veränderte sich zwar über die Jahre, jedoch blieb der Hintergrund der gleiche: Ich meinte, durch Alkohol lockerer zu werden. Eines meiner festgefahrenen Denkmuster* *lautete: „Ich kann nur tanzen, wenn ich angetrunken bin, sonst macht es keinen Spaß." Es war klar, dass wir uns vor dem Ausgehen bei jemandem zum „Vorglühen" trafen. Auch das hat sich verändert, was aber nicht heißt, dass ich generell nichts mehr trinke. Der Hintergrund ist nicht mehr vorhanden. Ich trinke gerne leckere Getränke mit Freunden und auch auf Festivals liebe ich es, Bier zu trinken. Obwohl ich gestehen muss, dass mir mein Bewussheitszustand nüchtern mittlerweile der liebste ist, weil meine Wahrnehmung viel schärfer ist als unter dem Einfluss von Alkohol, selbst wenn es nur wenig ist. Trotzdem macht es ab und zu Spaß, obwohl der Spaß abends nicht abhängig ist vom Alkoholpegel. Heute kann ich genauso feiern und tanzen, wenn ich nüchtern bleibe. Dann freue ich mich, dass ich mit dem Auto nach Hause fahren kann, wenn mir danach ist.*

DANKE

Chaos in der Ballaburg

Die Angestellten der Klinik fielen nacheinander wegen Krankheit aus. In den meisten Fällen bestand die Ursache für die jeweilige Krankheit schlicht und ergreifend in einer Überbelastung. Auf diese Weise hatten wir in ihnen die allerbesten Vorbilder, die man sich in einer Stress-Klinik vorstellen konnte. Die Zahl der Patienten stieg von Woche zu Woche und die Anzahl der Therapeuten blieb gleich, das bedeutete erhöhtes Pensum, stärkerer Arbeitsdruck. Milchmädchenrechnung: Das konnte ja nicht funktionieren! Und demzufolge reduzierten sie nun – bedingt durch Ausfälle aufgrund von Krankheiten – unsere Anwendungen. Das Chaos war perfekt. Das noch gesund gebliebene Personal war gezwungen, Termine der ausgefallenen Kollegen zu übernehmen. Wahrscheinlich mit dem Ziel, dann in absehbarer Zeit ebenfalls krank zu werden. Als mir das so richtig klar wurde, hatte ich nur noch eine Woche vor mir und war zum Glück selbst kaum betroffen. Anderen Patienten wurden jedoch ständig die Anwendungen gestrichen, sodass sie an einigen Tagen keine oder vielleicht nur eine einzige Therapie-Stunde hatten. Das konnte doch nicht Sinn der Sache sein! Aber da halfen weder Gejammer noch Beschwerden. Darum war ich heilfroh, als die Therapeutin für die Beckenboden-Gymnastik halb genesen wieder zum Dienst erschien. Denn in dieser Stunde erlebte ich so richtig interessante Dinge: Ich hatte zum Beispiel noch nie meine Blase von innen mit einem weichen, dicken Pinsel in der Farbe meiner Wahl gestrichen – und zwar zuerst Seite für Seite, dann den Boden und dann die Decke. Ich malte in Rosa. Ich war noch nie durch meinen Harnleiter marschiert. Und mit meinem Hinterteil hatte ich auch noch nie eine Wand gestrichen. Ich erkannte mal wieder, welche Erfahrungen im Leben noch auf mich warteten. Gut, dass ich mittlerweile für solche Dinge offen war. Wenn ich auch innerlich grinsen musste, als ich die Anleitungen für den Anstrich hörte. Vor allem, weil ich mir vorstellte, wie meine Freunde reagieren würden, wenn ich ihnen davon erzählte.

Nachdem ich in der Einzel-Stunde der Musiktherapie mit der Therapeutin um die Wette getrommelt hatte, teilte ich ihr mit, dass ich mich nun bereit fühlte für die Gruppentherapie. Sie freute sich wie ein Kind über meine Entscheidung. Ich fand, sie leistete von allen den besten Job hier, sie machte einen völlig relaxten Eindruck auf mich und sie war absolut einfühlsam und natürlich. Zwischendurch hatte ich kurz den Gedanken, dieser Beruf könnte auch etwas für mich sein, also fragte ich sie nach ihrer Ausbildung. Allerdings war ihre Antwort zunächst niederschmetternd: jahrelanges Studium und unzählige Zusatzausbildungen. Okay, dachte ich, das ist also nicht meine berufliche Herausforderung in der Zukunft.

Wir ließen das Abendbrot ausfallen und fuhren in die Stadt, um uns den Weihnachtsmarkt anzusehen. Wie köstlich diese Düfte waren! Ich war mir sicher, auch ohne das Genuss-Training das Gefühl von tausend Nasen gehabt zu haben. So viele verschiedene leckere Essen kannten wir ja gar nicht mehr - maximale Anregung für unsere Geschmacksnerven. Als Erstes fielen wir über ein Stück Pizza her, es war herrlich. Von überall lockte das kulinarische Überangebot, die Entscheidung fiel sehr schwer. Komischerweise zog mein Inneres mich immer wieder zum Bratwurststand. In der Regel esse ich aus Prinzip keine Würstchen, weil ich weiß, dass sie Unmengen an Fett und Kalorien enthalten. Dafür esse ich dann lieber drei Hähnchenschnitzel. Grillwurst gab es für mich seit Jahren schon nicht mehr; die war ebenso wie das Croissant von meiner Nahrungspalette gestrichen, seitdem ich irgendwann einmal die Anzahl der Fettpunkte auf einem Rezept der „Weight-Watchers“ gelesen hatte. Das hatte sich in meinen Kopf eingebrannt. Aber an diesem Tag war die Gier so groß, dass ich mich in die Schlange stellte und mir eine überteuerte Fettmasse in Darm bestellte. Serviert in einem furztrockenen Brötchen und mit viel Senf dazu – so verschlang ich nach jahrelanger Abstinenz mal wieder eine Bratwurst. Und damit ich diese Sünde nicht so schnell vergaß, kam sie mir den ganzen Abend lang in Form von Übelkeit hoch. Der Bratwurst-Hunger war somit für die nächsten Jahre gestillt ...

Reflexion: *Heute gehören auch Körper-Reisen mit inneren Bildern zu meiner täglichen Arbeit und ich liebe diese Art der Therapie, da sie absolut heilsam und wirkungsvoll ist. Und für meine Freunde – also die, welche an meiner Seite geblieben sind – gehören diese Dinge und Gespräche darüber zur Normalität. Natürlich gab es früher auch Menschen in meinem Umfeld, die heute immer noch blöd grinsen würden über einen „inneren Anstrich". Von einigen habe ich mich im Laufe der Zeit getrennt, weil es einfach nicht mehr stimmig für mich war. Ähnlich wie mit meinem Ehemann, passten die Beziehungen einfach nicht mehr zu mir. Auf der anderen Seite sind jedoch ganz tolle neue Freunde in mein Leben getreten. Es ist nämlich so, dass man immer genau die richtigen Leute zur passenden Zeit in sein Leben zieht.*

Der Wunsch, therapeutisch zu arbeiten, erwachte bereits zum Zeitpunkt meiner Reha, aber mein Kopf – der Denker – hatte mir wieder einen Strich durch die Rechnung gemacht: So was wäre ohne Studium gar nicht möglich, flüsterte er mir ständig zu. Doch, ist es! Heute weiß ich, dass alles möglich ist, was das Herz begehrt. Der Weg des Herzens kann nicht verkehrt sein, dass ist unmöglich. Der Beweis: Nach der Reha habe ich mich mehr und mehr mit der Transformationstherapie beschäftigt; ich ließ mir eine Fülle an Informationsmaterial über die Ausbildung zukommen. Der Gedanke daran ließ mich nicht mehr los: Es war ein Gedanke mit Herz! Einige Wochen später bewarb ich mich für die Ausbildung – so leicht ging mir in meinem ganzen Leben noch keine Bewerbung von der Hand. Es war, als ob mein Schreibstift von selbst schrieb. Kurze Zeit später bekam ich die Zusage und ich erinnere mich noch genau an den Luftsprung inklusive „Jupiii"-Schrei, den ich beim Lesen gemacht habe. Der Grundstein war gelegt: Diese Entscheidung war das Beste, was ich bisher in meinem Leben für mich getan hatte. DANKE

Heute esse ich, was und so viel ich will. Wie bereits erwähnt, existiert keine Waage mehr in meinem Haushalt, und es besteht in mir kein Interesse mehr daran, mein Gewicht zu kontrollieren. Ich behaupte, ich habe eine Top-Figur: Ich liebe meinen Körper so, wie er ist. Fakt ist, dass ich nie in meinem Leben so schlank war, wie ich es heute bin – obwohl ich noch nie so viel gegessen habe wie jetzt. Mein neuer Gedanke lautet: „Ich kann essen, was ich möchte." Mit diesem Glaubenssatz habe ich meinen Stoffwechsel regelrecht umprogrammiert. Die Angst vor dem Zunehmen ist komplett gelöscht – sie stammte einst aus meiner Teenagerzeit und gehört jetzt der Vergangenheit an. Umso dankbarer bin ich heute für die Leichtigkeit und den Genuss eines jeden Essens nach meinem Geschmack. Ich esse heute bewusst das, worauf ich Lust habe. Dazu kommt, dass ich auch viel intensiver spüre, welche Nahrung sich mein Körper wünscht. Ohne Anstrengung habe ich das Gefühl, mich gut zu ernähren und für mich zu sorgen. DANKE

Epilog

In den letzten vier Tagen meiner Reha führte ich kein Tagebuch mehr. Wenn ich versuche, mich im Einzelnen daran zu erinnern, was in diesen letzten Tagen geschehen war, scheint mir fast alles wie aus einem anderen Leben zu sein – unendlich weit entfernt. Aber ich weiß noch, dass ich alles insgesamt doch überwiegend als schön empfand und dass ich beim Abschied geheult habe – na klar! Es war eine total wichtige Zeit in meinem Leben. Ich habe viele bedeutende Dinge gelernt und ich habe begonnen, mich wirklich liebevoll für mich selbst zu interessieren. Ich bin neugierig geworden, mehr über mich zu erfahren, als mir bisher bekannt gewesen war. Es war der Beginn eines Weges, der Anfang einer neuen Perspektive. Die lieben Menschen, mit denen ich in dieser Klinik meine Zeit, meine Sorgen und meinen Humor geteilt hatte, waren mir ans Herz gewachsen und behalten ihren Platz dort. Ich empfinde unendliche Dankbarkeit für die Erfahrungen, die das Leben mir bescheren musste, um daraus zu lernen. Und mit dieser Einstellung und Haltung lebe ich heute mein Leben und mein Wunsch ist es, dieses mit diesem Buch an die Menschen übermitteln zu können.

Autorin

Andrea Nixdorf wurde im August 1969 in Lünen geboren und lebt heute im ländlichen Randgebiet von Dortmund. Sie arbeitete über 20 Jahre in der Automobilindustrie, war verheiratet und blieb aufgrund einer Krebserkrankung kinderlos. Nach einem Burn-out wurde ihr Leben innerlich und äußerlich auf den Kopf gestellt: Es folgten Scheidung, Kündigung und eine völlig neue Orientierung. Sie folgt heute dem Weg ihres Herzens und arbeitet als ganzheitliche Therapeutin.

Weitere Infos und Kontaktdaten unter :
www.andrea-nixdorf.de

MIX
Papier | Fördert
gute Waldnutzung
FSC® C083411

Kolibri 360 GmbH
Ferdinand-Jühlke-Straße 7
99095 Erfurt, Deutschland
produktsicherheit@kolibri360.de